Healthy & Happy Food!

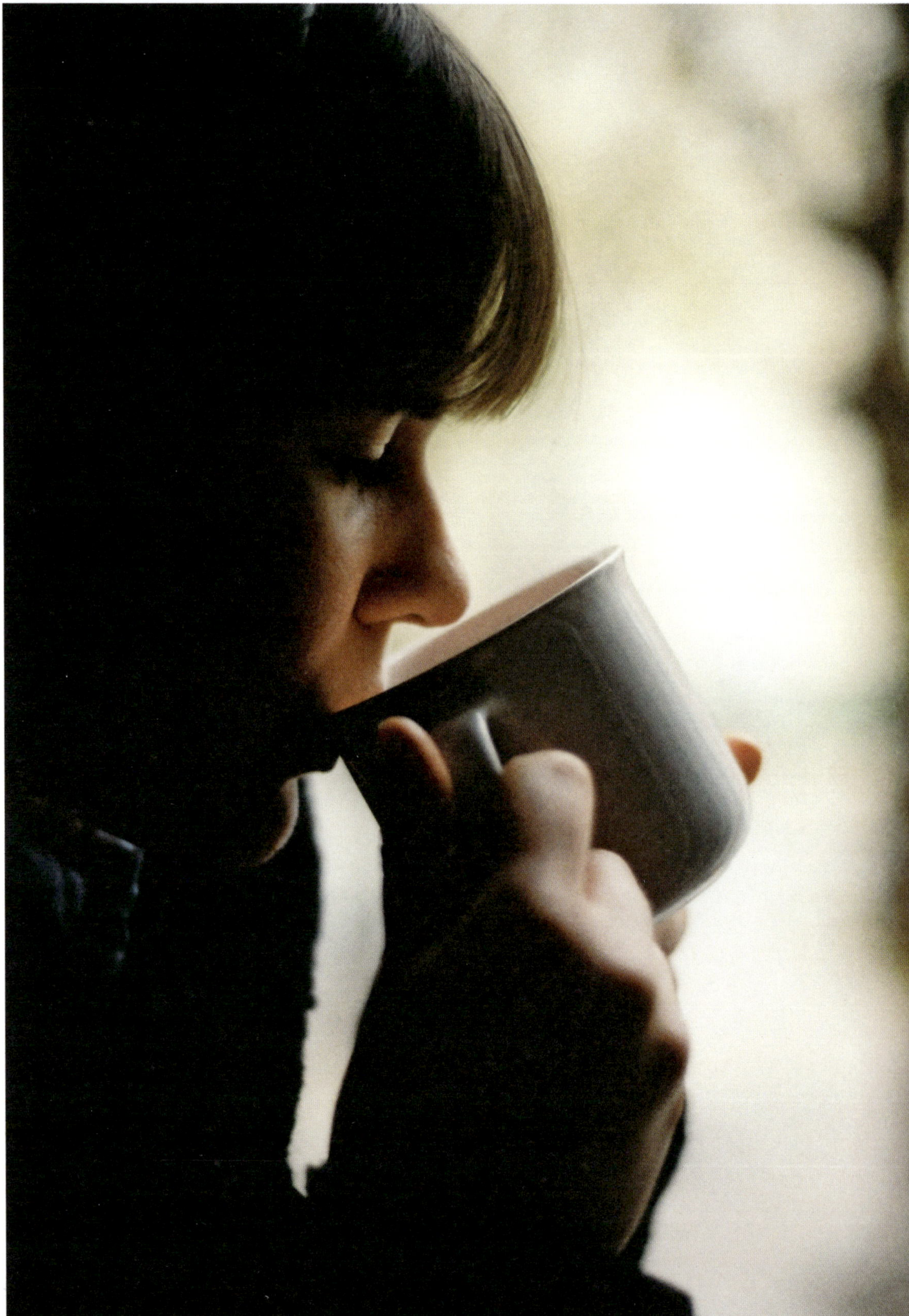

Healthy & Happy Food !

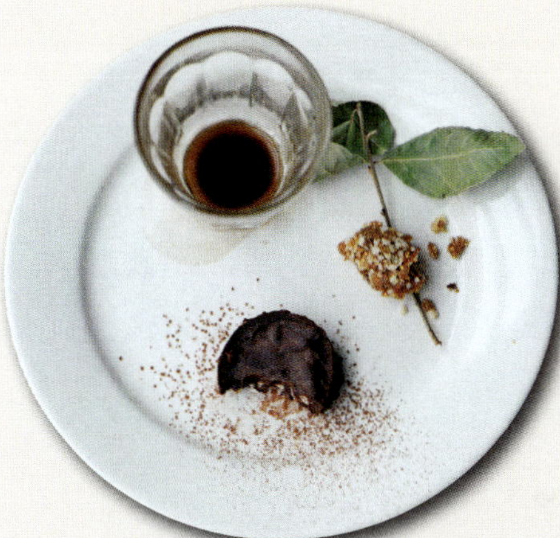

Lina Bou

LEDUC.S
EDITIONS

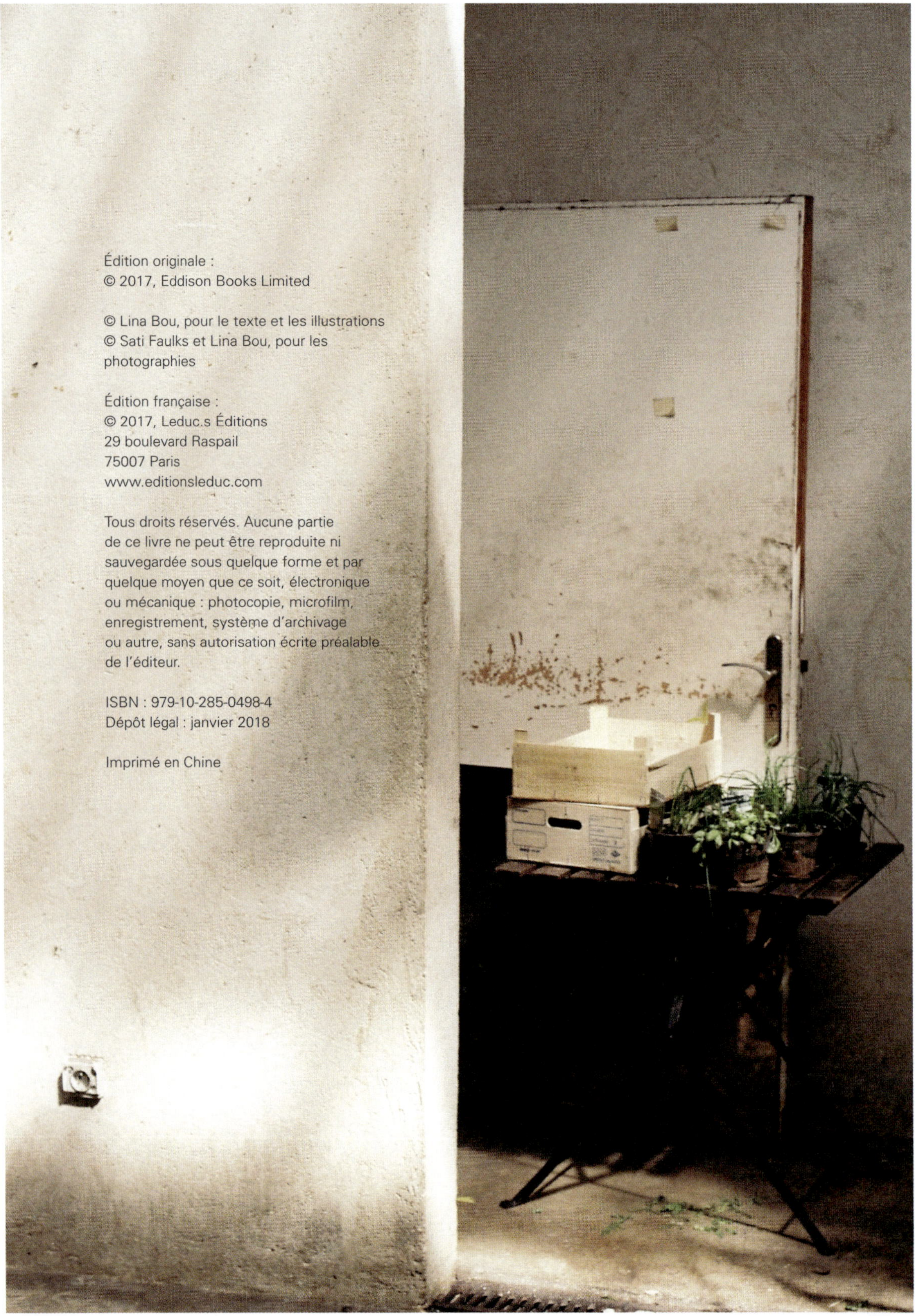

Édition française :

29 boulevard Raspail
75007 Paris
www.editionsleduc.com

ISBN : 979-10-285-0498-4
Dépôt légal : janvier 2018

Imprimé en Chine

Sommaire

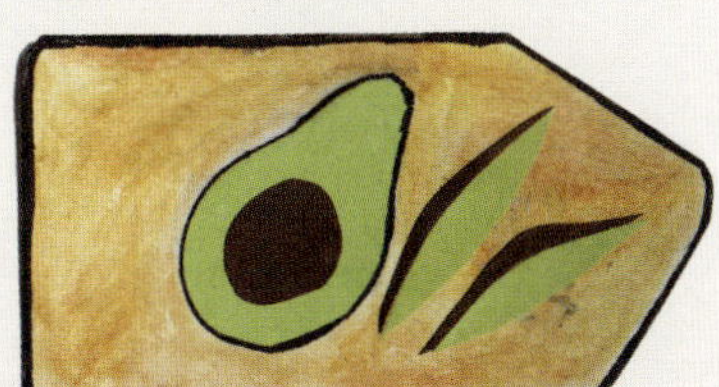

PRÉFACE

Je suis heureuse de vous présenter mon livre, lequel, je l'espère, va vous aider à trouver de nouvelles idées en cuisine, à manger plus sainement, vous en apprendre davantage sur les herbes et la médecine holistique mais également vous encourager à expérimenter et à inventer de nouvelles recettes. Pour moi, la cuisine, c'est ça : pas de règles, pas d'interdits et beaucoup de plaisir.

Mon livre est fait pour ceux qui veulent être créatifs en cuisine, profiter de la vie et avoir un rapport sain avec l'alimentation en général. La bonne nourriture est essentielle au quotidien, tout comme les gens que vous aimez et les activités que vous appréciez – danse, écriture, yoga, sport, musique, voyages... Mon but ? Que cet ouvrage vous donne l'inspiration nécessaire pour cultiver votre ouverture d'esprit et vous aide à vous sentir libre tout en explorant un nouveau répertoire culinaire. Je ne souhaite pas que vous vous interdisiez certains aliments ou que vous vous sentiez coupable de manger tel ou tel plat. Ce qui est important, c'est de choisir une nourriture qui vous fait vous sentir fort, en bonne santé et heureux : nous avons tous nos besoins propres. Mais si vous vivez dans un état d'esprit positif et que vous essayez d'avoir une alimentation saine, vous pouvez déjà être fier de vous.

Je souhaitais m'adresser à ceux qui veulent cuisiner simplement et facilement. Je voulais également que ce livre soit accessible à toutes et à tous. C'est la raison pour laquelle la plupart des recettes ne contiennent pas de gluten, de lactose ou de sucre – ces ingrédients provoquent souvent des allergies et des intolérances. Des études ont démontré qu'ils pouvaient être à l'origine d'inflammations dans notre corps : en les éliminant de notre alimentation, pas mal de maladies seraient donc évitables. Cependant, ne culpabilisez pas : si vous avez envie d'ajouter du sucre dans votre chocolat chaud ou de cuisiner avec du beurre, faites-le ! Certaines recettes contiennent des alternatives végétaliennes, donc normalement, chacun devrait pouvoir y trouver son compte.

Chaque recette est accompagnée de pictogramme(s) indiquant ses principaux bienfaits : vous saurez donc si elle est, par exemple, énergisante ou bonne pour le système immunitaire (voir la liste des pictogrammes page 17).

Mon parcours

Depuis toujours, je suis intéressée par les aliments, et je suis très consciente de leurs effets sur notre corps. Ma passion pour les herbes et les plantes me vient de mon enfance passée dans une campagne idyllique en Suède, près de la forêt et de la mer. Grandir et vivre à la campagne, voir et sentir le changement des saisons tous les jours de l'année, voilà ce qui a forgé mon attachement à la nature. J'ai également été très influencée par ma tante et mon oncle espagnols qui vivent à Barcelone et cuisinent des produits frais avec une réelle passion. Ils peuvent passer des heures à préparer une paella avec des fruits de mer achetés sur le port – ou bien pêchés par mon oncle lui-même –, ou encore un bouillon tellement bon qu'il en devient un vrai médicament pour l'âme. Ce qui m'inspire, c'est non seulement la simplicité de leur cuisine, mais également le fait qu'elle soit si savoureuse grâce à l'utilisation exclusive de produits frais et locaux. Chez eux, les repas sont toujours un moment précieux, arrosés de vins superbes.

J'ai ressenti une grande différence dans ma vie lorsque j'ai consulté un thérapeute nutritionnel à l'âge de 16 ans : j'ai changé mon alimentation et je me suis tournée vers les médecines naturelles. Ce fut extraordinaire de découvrir à quel point le fait de bien se nourrir, associé à la phytothérapie et à un état d'esprit positif, peut changer votre vie. Je me sentais plus forte, plus heureuse, je voulais approfondir mes connaissances et, surtout, partager ce savoir avec tout le monde.

Je suis donc partie étudier la phytothérapie et la médecine fonctionnelle à Stockholm, et je suis devenue naturopathe et phytothérapeute diplômée. Après avoir travaillé au sein de sociétés spécialisées dans la santé et après plusieurs années de recherche, j'ai créé mon site Web, *mytasteofhealth.com,* et j'ai pu réaliser mon rêve : rassembler tout mon savoir dans un livre et en y apportant les réponses aux questions que l'on me pose le plus souvent… Voici le résultat.

Amusons-nous !

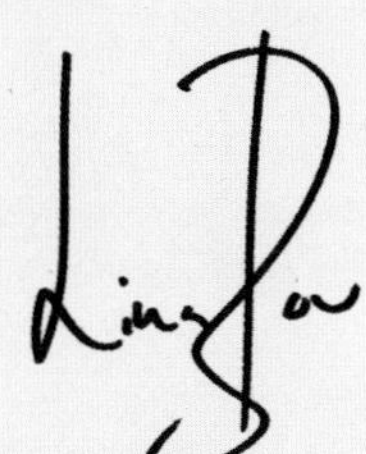

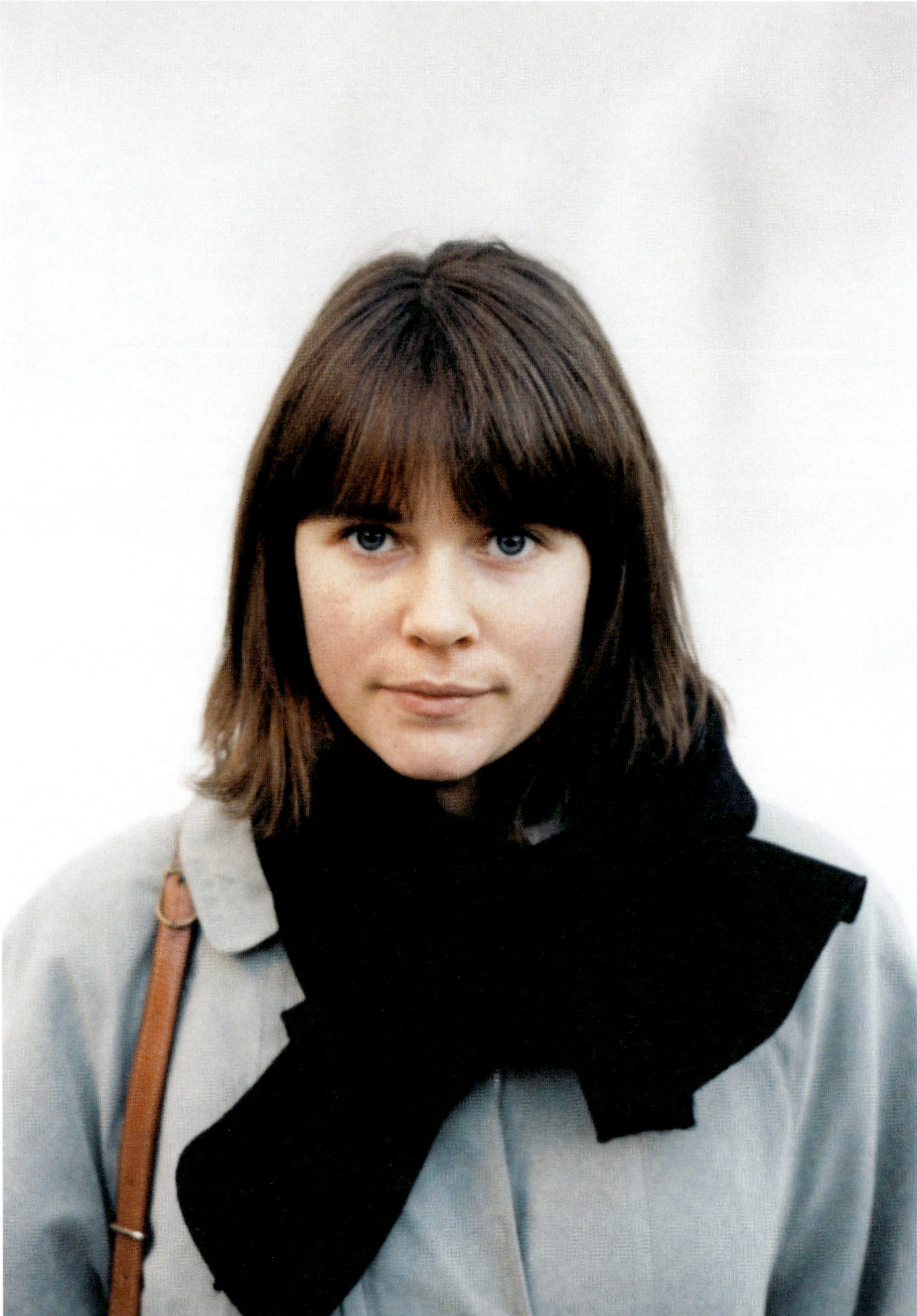

INTRODUCTION

Petit « mode d'emploi »

Cette introduction va vous aider à comprendre ce qui se passe dans votre organisme. J'ai choisi d'évoquer les fonctions principales du corps, qui est une machine très complexe et nécessiterait encore davantage de pages. Mais je pense toutefois qu'une brève explication est toujours utile… donc allons-y !

LES ENZYMES

Les enzymes sont les ouvrières de notre organisme : tout comme une maison est édifiée avec des matériaux par des spécialistes du bâtiment, notre corps a besoin d'être construit avec la nutrition par des enzymes. Plus de 3000 enzymes différentes ont été identifiées, chacune d'elles ayant une fonction différente. Elles mènent les processus biologiques nécessaires pour faire circuler les nutriments, éliminer les produits chimiques indésirables ainsi qu'une foule d'autres fonctions biochimiques qui se passent sans même que nous le sachions.

Que font les enzymes ?

Elles produisent de l'énergie.
Elles assimilent l'oxygène.
Elles combattent les infections et guérissent les blessures.
Elles réduisent les inflammations.
Elles transportent les nutriments vers les cellules.
Elles éliminent les déchets toxiques.
Elles réduisent les graisses dans le sang, régulent le niveau de cholestérol et de triglycérides.
Elles dissolvent les cailloux sanguins.
Elles participent à la régulation hormonale.
Elles ralentissent le processus de vieillissement.

Trois catégories d'enzymes

Les enzymes métaboliques sont nécessaires pour la construction de nouvelles cellules et sont partout, dans nos organes, nos cellules et notre sang. Tous les organes et les tissus ont leurs propres enzymes à l'intérieur des cellules.
Les enzymes digestives digèrent notre nourriture et la décomposent pour qu'elle soit assimilée, transportée et utilisée par toutes les cellules du corps.
Les enzymes alimentaires sont présentes dans les aliments crus. Quand nous chauffons notre nourriture au-delà de 47 °C, ces enzymes sont détruites.

Il existe 8 enzymes digestives primaires qui aident à décomposer différentes catégories d'aliments.

La protéase digère les protéines.
L'amylase digère les glucides.
La lipase digère les lipides.
La cellulase décompose les fibres.
La maltase transforme le maltose en glucose.
La lactase digère le lactose contenu dans les produits laitiers.
La phytase aide la digestion générale.
La sucrase intervient dans la digestion de la plupart des sucres.

LES ÉTAPES DE LA DIGESTION

La digestion débute dans la bouche, où les enzymes (principalement l'amylase) commencent à exercer leur action. Une fois que les aliments sont passés dans l'estomac via l'œsophage, la protéase s'attaque aux protéines en les décomposant en acides aminés. Les aliments vont ensuite dans l'intestin grêle, où se déroule 90 % de la digestion et de l'absorption des aliments. La lipase commence à y décomposer les graisses, et l'amylase dégrade les hydrates de carbone.

À partir de là, les micronutriments passent dans le système sanguin par le biais des villosités intestinales, qui recouvrent l'intestin grêle. Si cette étape se déroule mal, des maladies peuvent survenir – de nombreux troubles gastriques sont liés à une production insuffisante d'enzymes.

Les derniers 10 % de la digestion ont lieu dans le tube digestif, l'estomac et le gros intestin. L'eau et les électrolytes sont absorbés dans le côlon, où les déchets restants sont transformés en matières fécales, stockés puis expulsés du corps par les selles.

LE SYSTÈME NERVEUX ET LA DIGESTION

Le système nerveux entérique

Partie du système nerveux autonome, le système nerveux entérique comporte des millions de neurones qui contrôlent le système digestif. Il possède ses propres réflexes et est donc considéré comme indépendant du système nerveux autonome, bien qu'il en fasse partie (voir page suivante).

Le système nerveux entérique est souvent qualifié de « deuxième cerveau » : il communique avec le système nerveux central via les systèmes nerveux sympathique et parasympathique. Il joue un rôle dans le contrôle de la sécrétion des enzymes et utilise plus de 30 neurotransmetteurs identiques à ceux que l'on trouve dans le système nerveux central, telles la dopamine et la sérotonine. Plus de 90 % de la sérotonine du corps se trouve dans l'intestin, tout comme 50 % de la dopamine.

Le système nerveux autonome

Le système nerveux autonome est une partie du système nerveux périphérique qui régule certaines fonctions de l'organisme que nous ne contrôlons pas de manière volontaire. Notre système nerveux parasympathique stimule la salivation, la miction et la digestion, surtout après les repas ou quand le corps est au repos.

Le système nerveux sympathique est une autre partie du système nerveux autonome. Il contrôle certaines activités inconscientes tels les battements cardiaques ou la contraction des muscles lisses.

LE FONCTIONNEMENT DU FOIE

La fonction du foie est de filtrer le sang en provenance de l'appareil digestif, donc de métaboliser l'alimentation, les médicaments, l'alcool et autres substances tout en ayant une action détoxifiante. Il produit également des protéines et de la bile, pour aider à décomposer les graisses et éliminer la bilirubine, une substance potentiellement nocive formée par la décomposition de globules rouges morts.

Le foie et la détoxication : pourquoi est-ce important ?

Un foie sain transformera les toxines nocives en toxines moins nocives, ou fera en sorte qu'elles soient entièrement éliminées du corps. Mais certaines toxines sont oubliées et « se cachent » dans des cellules hépatiques ou créent des radicaux libres (molécules chimiquement très réactives) qui peuvent endommager non seulement le foie, mais aussi l'organisme. Il est donc important de favoriser le bon fonctionnement de cet organe en mangeant des aliments bio, riches en soufre, en détoxifiant votre corps régulièrement et en consommant des herbes et des plantes bénéfiques (voir pages 157-167).

QUELQUES REMARQUES SUR LES INGRÉDIENTS

Les super-aliments

Les super-aliments sont ainsi nommés ainsi en raison de leur excellente composition nutritive. Certains sont utilisés depuis des siècles, et on leur prête parfois même des propriétés médicinales.

Nombre d'entre eux viennent de très loin, donc utilisez-les avec parcimonie. J'en mets de temps en temps dans ma cuisine car j'apprécie leurs bienfaits, leurs saveurs uniques. Mais je les réserve la plupart du temps aux grandes occasions.

La maca

- La maca est une plante qui vient du Pérou. Sa racine est utilisée en médecine traditionnelle.
- La maca contient de la vitamine C, du potassium, du calcium et du fer, entre autres. Elle est également très riche en protéines.

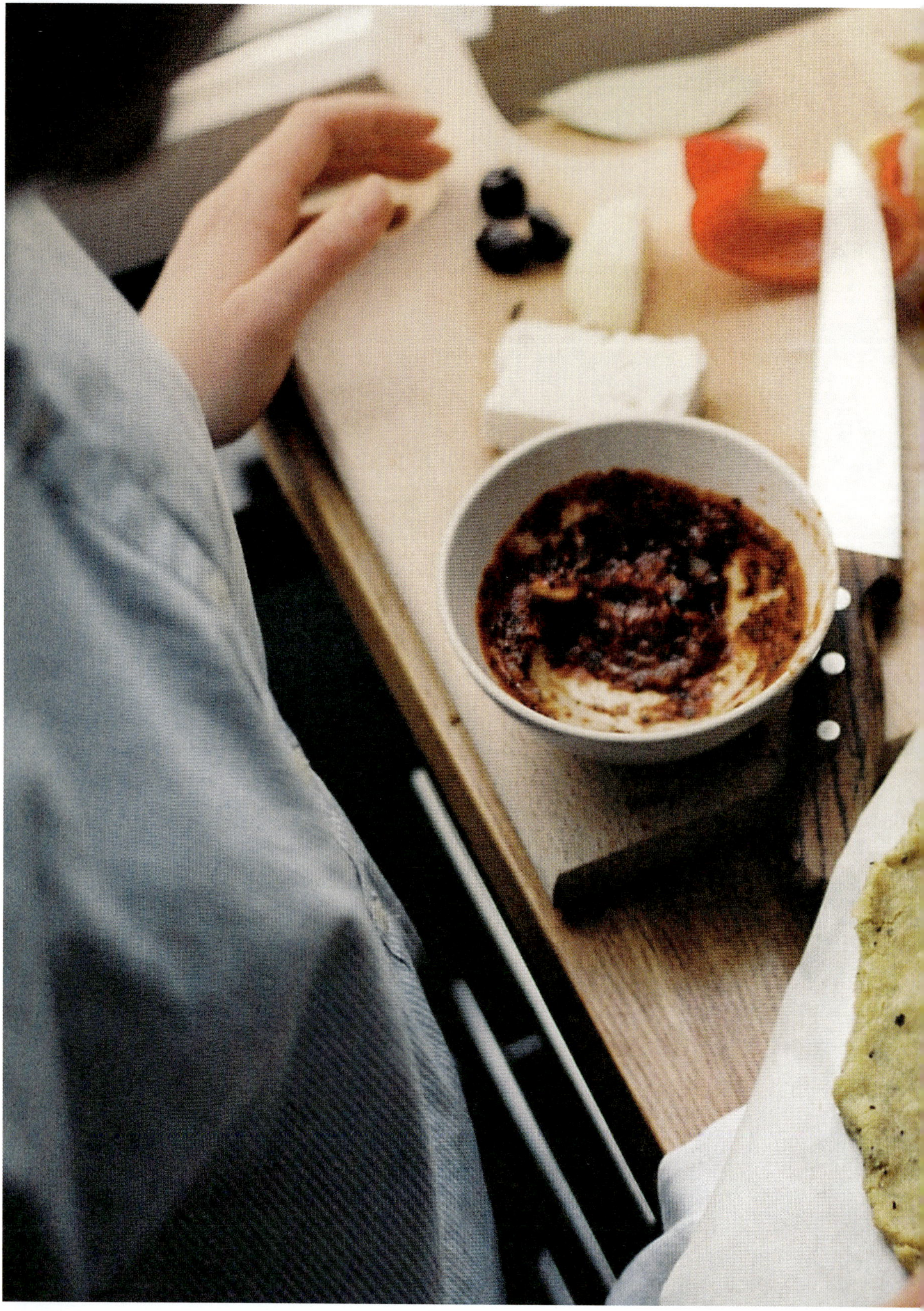

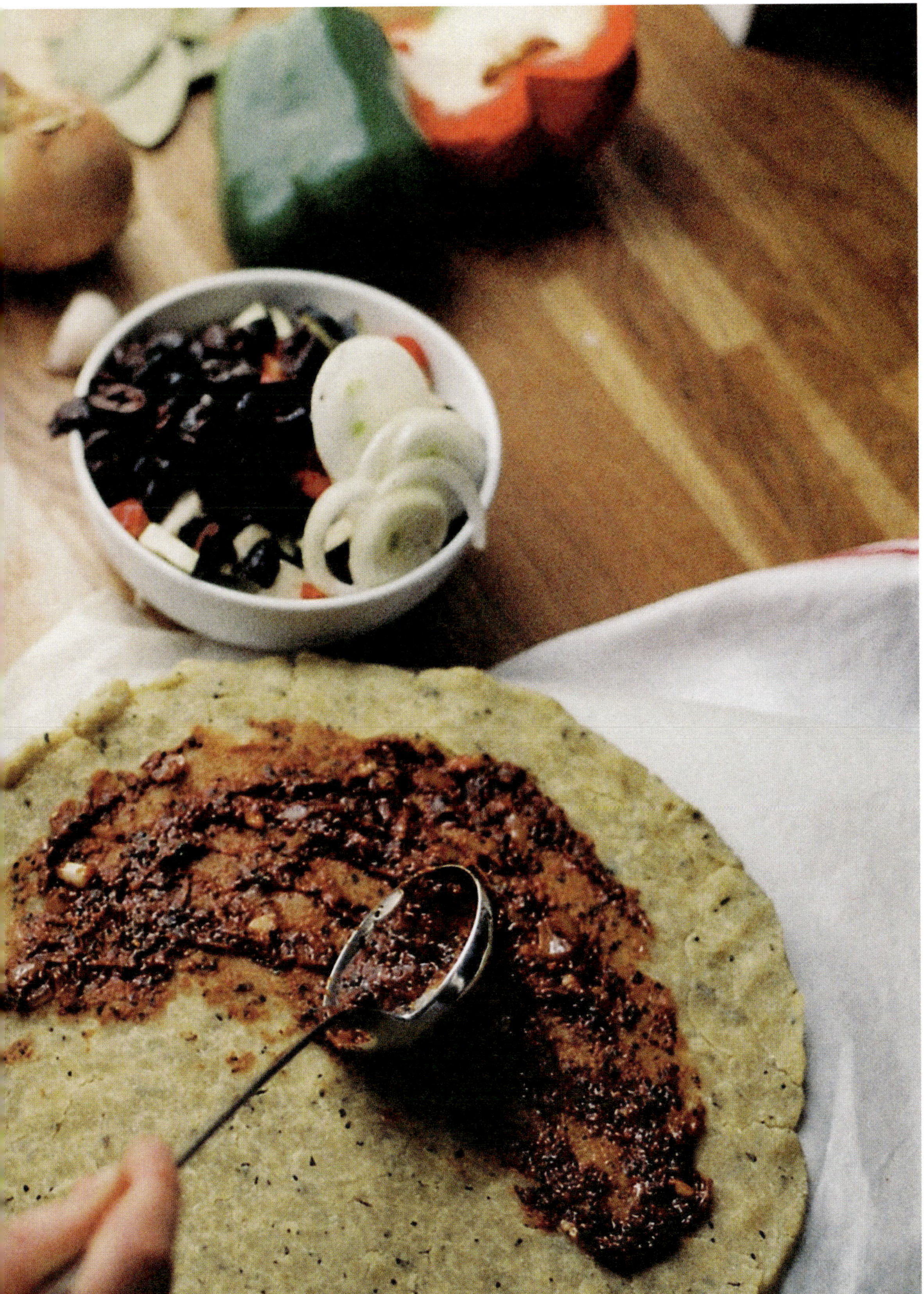

- La maca est énergisante, booste la libido et améliore la fertilité. Elle contribue à réguler le système endocrinien, responsable de la sécrétion d'hormones.

La lucuma

- On trouve ce fruit péruvien sucré dans les Andes.
- Riche en antioxydants, bêtacarotène, fer, potassium, zinc, magnésium, calcium et phosphore, elle se distingue par un faible indice glycémique.
- La lucuma stabilise le niveau de sucre dans le sang et est énergisante. Elle est utilisée depuis des siècles en Amérique du Sud pour ses propriétés thérapeutiques, anti-inflammatoires et anti-âge.

La spiruline

- On trouve cette algue vert-bleu dans les eaux salées tropicales et dans certains lacs d'eau douce.
- Elle est riche en protéines, chlorophylle, fer, vitamines B et antioxydants.
- La spiruline améliore la digestion et la santé intestinale. Elle favorise la production de globules blancs, qui préviennent et combattent les infections.
- Elle est utilisée pour ses propriétés purifiantes : elle débarrasse le corps et les cellules des toxines et des métaux lourds.

La chlorelle

- On trouve principalement cette algue d'eau douce dans des étangs peu profonds et riches en nutriments. Elle vient de Chine, du Japon, de Taïwan et d'Inde.
- La chlorelle est très riche en chlorophylle, protéines (environ 58 %), vitamines B, C et E, acides aminés et oligo-éléments.
- Elle contient des nutriments essentiels pour de nombreuses fonctions tel l'équilibre hormonal. Purifiante, elle débarrasse le corps des métaux lourds et autres toxines. Elle booste le système immunitaire, combat les infections, équilibre la pression sanguine et le taux de cholestérol.

Le chaga

- On trouve ce champignon sauvage sur l'écorce des arbres dans les forêts de bouleaux en Russie, en Corée, en Europe de l'Est et du Nord et dans le nord des États-Unis.
- Le chaga contient une grande quantité d'antioxydants, de la vitamine K et du calcium.
- Le chaga est considéré comme un champignon médicinal, avec des pouvoirs antioxydants, antiallergiques, adaptogènes. Il est utilisé dans les médecines chinoise, japonaise et coréenne.

Le cacao cru

- Le cacaotier est originaire de la forêt amazonienne. On le trouve également dans les régions tropicales d'Amérique du Nord et du Sud, d'Afrique et d'Asie.
- Antioxydant très puissant, il contient des flavonoïdes, de la quercétine, de la caféine et de la théobromine. Il est très riche en minéraux comme le magnésium, le calcium et le zinc.

- En Amérique centrale, la fève de cacao est utilisée pour guérir la fièvre, la toux et apaiser les maux liés à la grossesse. La théobromine est semblable à la caféine, mais elle a moins d'effets sur le système nerveux central. C'est un stimulant qui donne de l'énergie et détend le muscle lisse dans le tube digestif.
- Le cacao favorise la digestion et équilibre l'humeur grâce à la phényléthylamine et à la sérotonine. Il posséderait en outre des vertus aphrodisiaques.

La chia
- Les graines de chia peuvent être utilisées en cuisine comme épaississant naturel puisqu'elles gonflent et prennent une texture gluante.
- Les graines de chia blanches et noires contiennent la même quantité d'oméga-3, de protéines, et de fibres, mais les graines foncées sont plus riches en antioxydants. Pour profiter pleinement des bienfaits de la chia, intégrez les deux variétés de graines à votre alimentation.

LES ALIMENTS DE SAISON

Nous vivons dans un monde où il est facile d'oublier la saisonnalité des produits puisqu'ils sont disponibles toute l'année. Pourtant, une salade de tomates en hiver ne sera jamais aussi bonne qu'une salade de tomates en été ! Les fruits et les légumes sont nutritionnellement plus intéressants au moment où ils sont prêts à être récoltés – et c'est également à ce moment qu'ils sont les meilleurs. Quand les tomates sont très rouges, par exemple, elles contiennent également beaucoup plus de bêtacarotène.

J'utilise des aliments comme l'huile de coco ou l'avocat tout au long de l'année, et je cuisine parfois des super-aliments qui viennent de loin. Toutefois, dans une démarche de respect de l'environnement, un souci de qualité et pour une meilleure valeur nutritionnelle, il est préférable d'acheter vos aliments auprès de vos producteurs locaux.

Consommer des produits locaux de saison est moins onéreux, fait travailler les petits agriculteurs, est bénéfique pour l'économie régionale et nous permet de rester en phase avec la nature. En tant qu'individus, nous avons un rôle important à jouer en soutenant ceux qui exploitent leur terre de façon durable.

En outre, tout se régule naturellement : les saisons, les changements climatiques locaux... Il semble donc logique que les légumes et les plantes bons pour nous soient ceux qui poussent autour de nous.

« La nature, les montagnes, les rivières, les arbres, le soleil et la lune ont toujours été honorés dans les cultures anciennes. C'est en nous éloignant de notre connexion avec la nature et de nous-mêmes que nous commençons à polluer et à détruire notre environnement. Nous devons retrouver les comportements qui nous connectent à notre terre. » (*Huffington Post,* 16 juillet 2010)

L'automne et l'hiver ne sont peut-être pas aussi riches en végétaux que l'été. Toutefois, consultez cette liste (qui peut varier en fonction de votre lieu d'habitation) : elle vous donnera quelques idées d'aliments à privilégier dès les premiers frimas.

Ail
Avocat
Bardane
Betterave
Blette
Bourse à pasteur
Brocoli
Brocoli-rave
Cacahuète
Carotte
Céleri branche
Céleri-rave
Champignons
Châtaigne
Chicorée
Chou blanc
Chou cavalier
Chou de Bruxelles
Chou-fleur
Chou frisé
Chou kale
Chou pommé
Chou-rave
Citron
Citron vert
Citrouille
Clémentine
Coing
Courge butternut
Cresson
Crosne
Cynorrhodon
Datte
Échalote
Endive
Épinards
Fenouil
Feuille de chêne
Graines de courge
Grenade
Kaki
Kiwi
Laitue
Laurier (feuilles de)
Litchi
Mâche
Mandarine
Mangue
Mizuna
Navet
Noisette
Noix
Noix de pécan
Oignon
Oignon blanc
Orange
Ortie
Pamplemousse
Panais
Patate douce
Persil tubéreux
Poire
Poireau
Pomme
Pomme de terre
Potiron
Pruneau
Raiponce
Romarin
Rutabaga
Salsifis
Sauge
Stellaire intermédiaire
Scarole
Topinambour

Et n'oubliez pas que vous pouvez utiliser les épices toute l'année, sans restriction !

Nous faisons tous partie de la nature.

LES PICTOGRAMMES

Les recettes de ce livre sont savoureuses, nourrissantes mais aussi bénéfiques pour votre santé. Que vous soyez à la recherche d'une bonne source d'énergie ou désireux de booster votre système immunitaire, vous pourrez trouver le plat approprié à vos besoins. Repérez les pictogrammes ci-dessous, à côté des recettes (toutes figurent dans une catégorie au moins, voire deux ou trois).

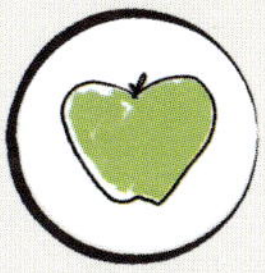

Bon pour la digestion

Les aliments sont faciles à digérer, même par un estomac fragilisé, grâce à des herbes sélectionnées, à la cuisson ou à la combinaison d'aliments doux pour le système digestif.

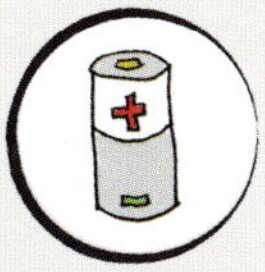

Énergisant

Des recettes énergisantes grâce aux nutriments qu'elles contiennent ou à la combinaison de plusieurs ingrédients. Des snacks à déguster avant ou après l'effort.

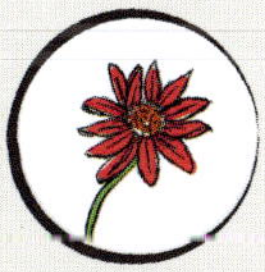

Stimule le système immunitaire

Ces plats boostent votre système immunitaire car ils sont riches en antioxydants et/ou possèdent des vertus antibactériennes.

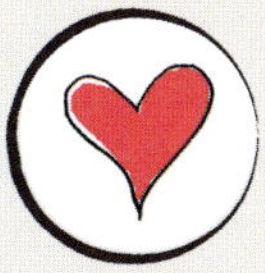

Favorise l'équilibre hormonal

Cette combinaison d'aliments favorisera un bon équilibre hormonal et/ou un bon équilibre de sucre dans le sang.

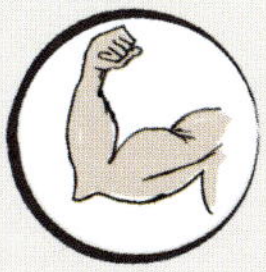

Bon pour la forme physique

Cette catégorie inclut les recettes végétariennes riches en protéines végétales, comme les graines de chia, et les aliments contenant beaucoup de protéines et de nutriments, pour favoriser le développement musculaire lors d'une activité physique.

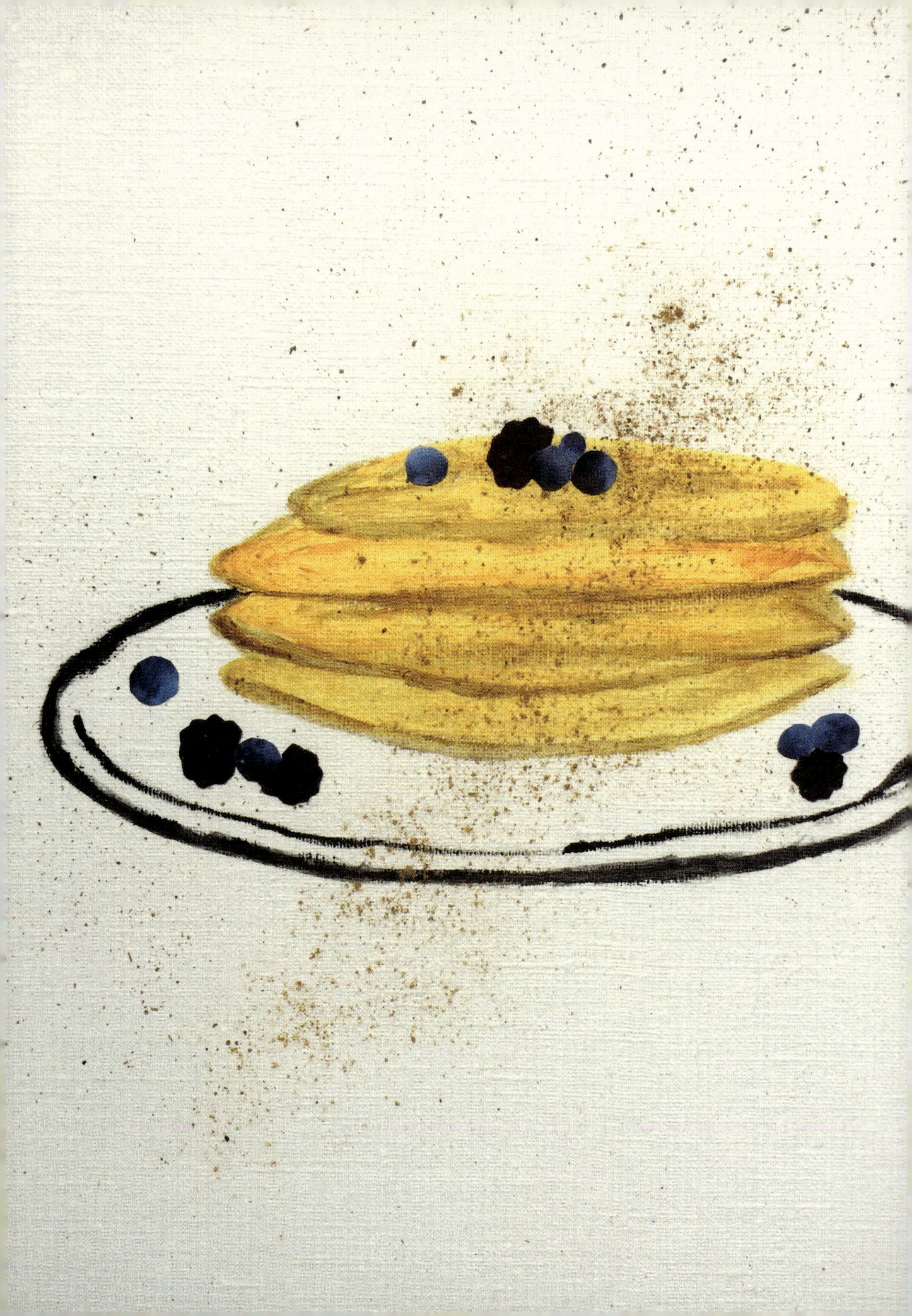

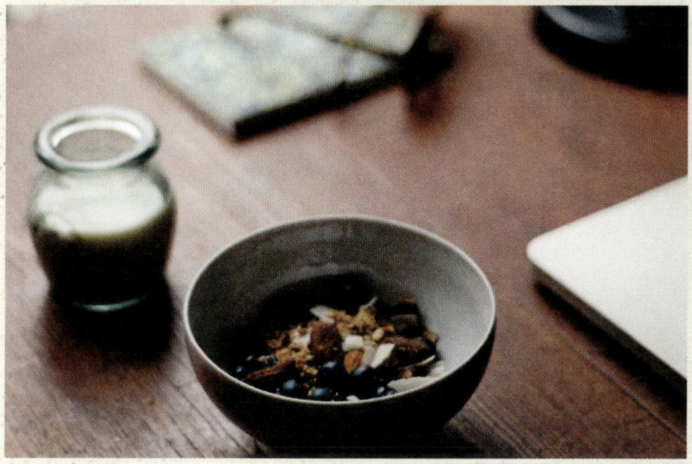

BRUNCHS

Ce qui est formidable quand on fait la cuisine, c'est que l'on crée quelque chose de beau et bon, pour le corps comme pour le moral.

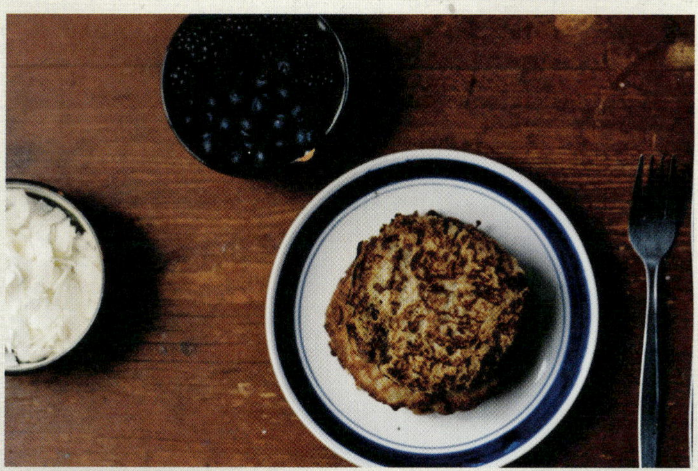

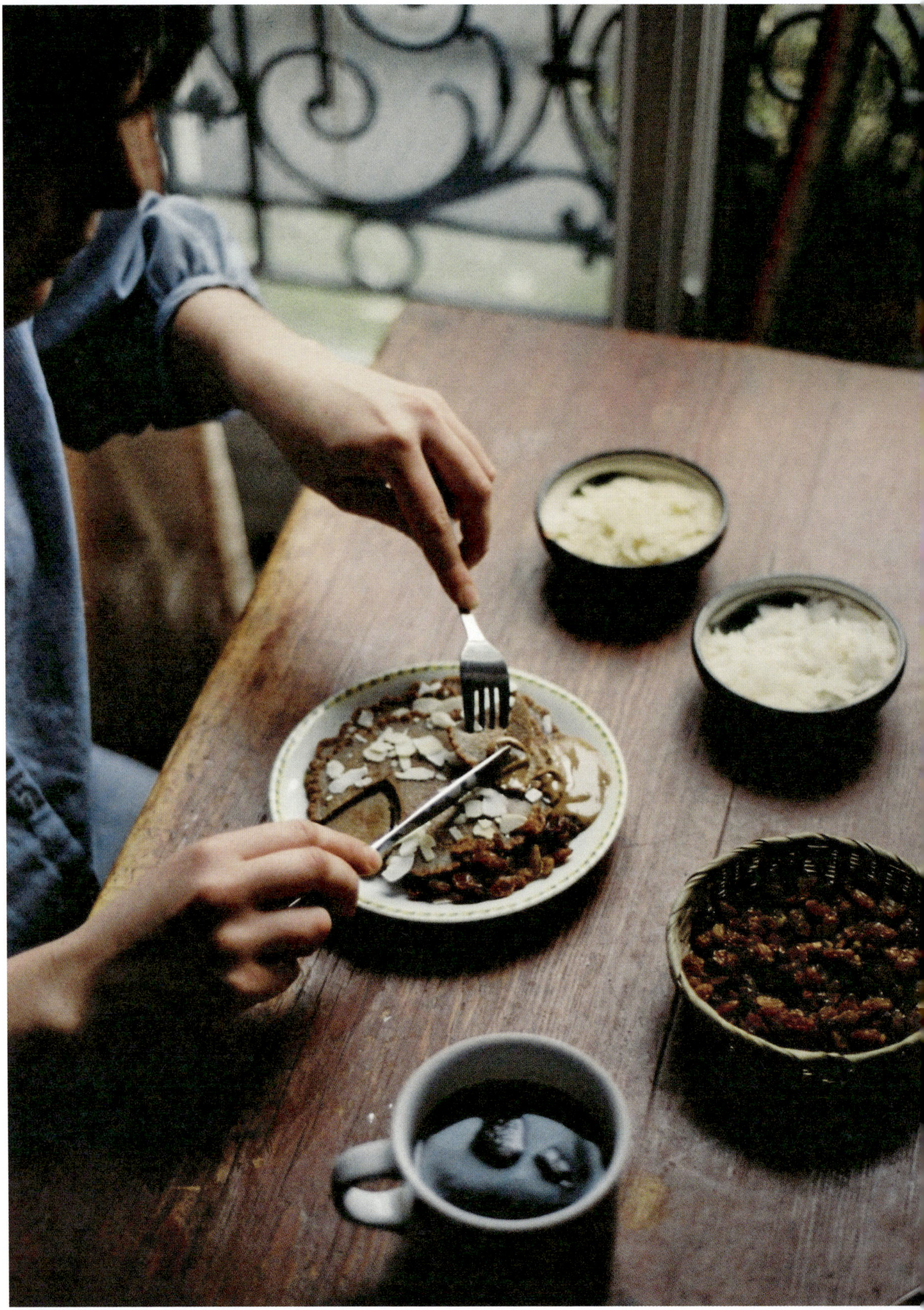

PANCAKES

PANCAKES AU SARRASIN

120 g de farine de sarrasin
1 œuf (option vegan : 1 c. à s. de graines de lin et 3 c. à s. de lait d'amande)
150 ml de lait d'avoine, de riz ou d'amande
1 pincée de sel
huile de coco extra-vierge (pour la cuisson)

Pour 4 pancakes de taille moyenne

Mélangez la farine et l'œuf dans un saladier. Ajoutez le lait de votre choix, ainsi que le sel. Mélangez de nouveau, à l'aide d'un fouet ou d'une fourchette. Vous pouvez éventuellement incorporer des épices ou des herbes. Pensez aux accompagnements que vous proposerez quand vous choisirez vos ingrédients : si les pancakes sont sucrés, optez pour de la cannelle ou de la cardamome ; en revanche, si vous les servez avec de la salade et du fromage, ajoutez-y plutôt des herbes (origan, persil, thym...).

Faites chauffer l'huile de coco dans une poêle. Versez environ 2 c. à s. de pâte. Faites cuire le premier pancake jusqu'à ce qu'il soit doré. Retournez-le et poursuivez la cuisson quelques instants. Répétez l'opération pour les 3 autres pancakes.

PANCAKES À LA BANANE

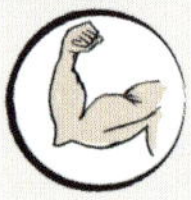

1 banane
50 g de farine d'amande (en magasins bio)
1 c. à c. de levure chimique
1 œuf (option vegan : 1 c. à s. de graines de lin et 3 c. à s. de lait d'amande)
1 c. à c. de cannelle en poudre
1 pincée de sel
huile de coco extra-vierge (pour la cuisson)

Pour 3 ou 4 pancakes de taille moyenne

Mettez la banane dans un saladier et écrasez-la à l'aide d'une fourchette, jusqu'à obtention d'une texture onctueuse. Ajoutez les ingrédients restants, mélangez bien.

Faites chauffer un peu d'huile de coco dans une poêle. Versez-y environ 1 ½ c. à s. de pâte. Inclinez la poêle pour bien répartir la pâte. Faites-la cuire jusqu'à ce qu'elle soit dorée. Retournez le pancake et poursuivez la cuisson quelques instants. Répétez l'opération pour les 3 autres pancakes.

Servez avec des flocons de noix de coco, du beurre de noix, du cacao concassé, des fruits secs ou frais… Laissez libre cours à votre imagination !

Les amandes sont riches en antioxydants, bons pour la peau.

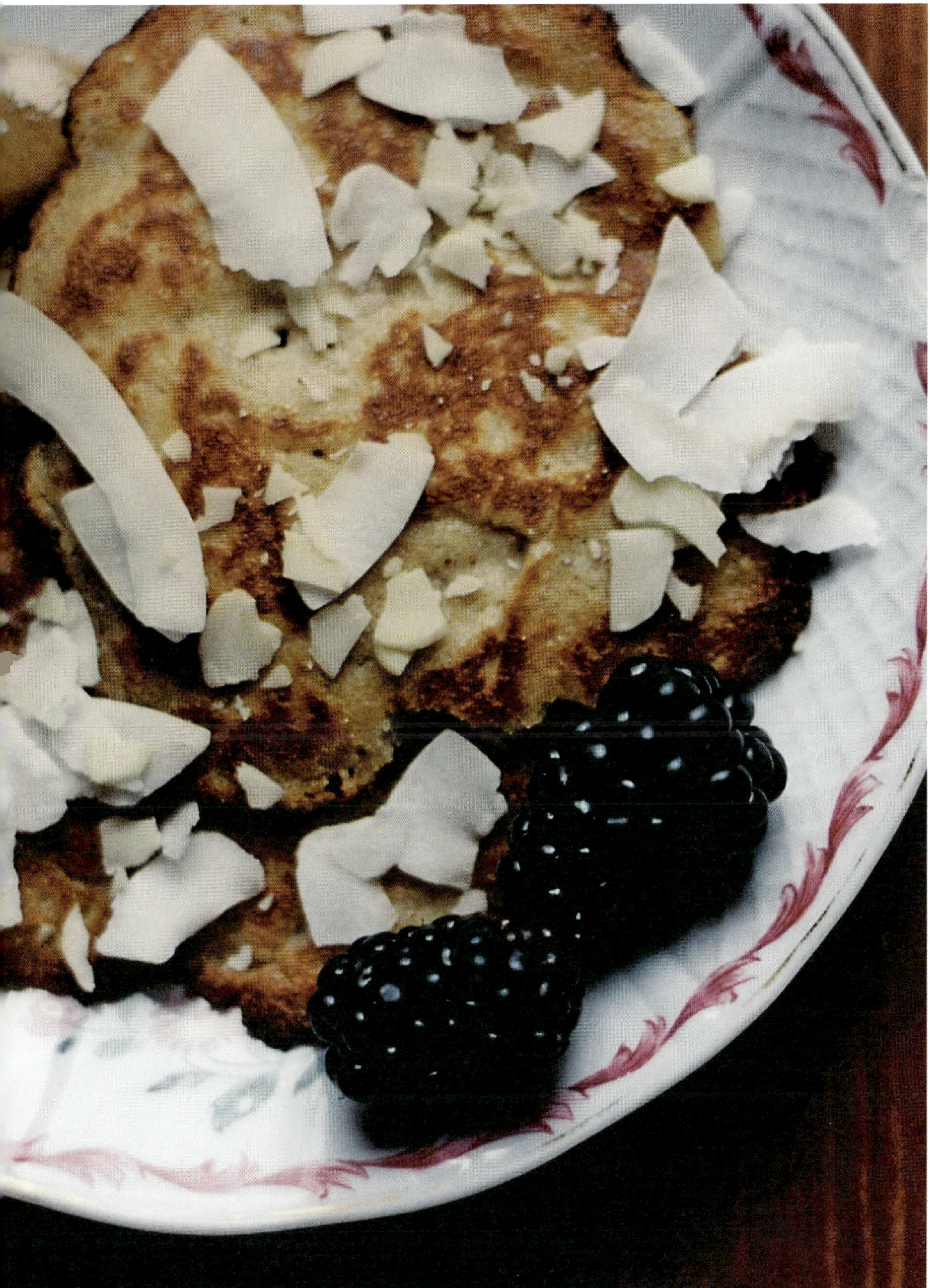

GRANOLAS

Les amandes sont une bonne source de vitamine E, qui combat les radicaux libres et aide la peau à rester souple et lisse.

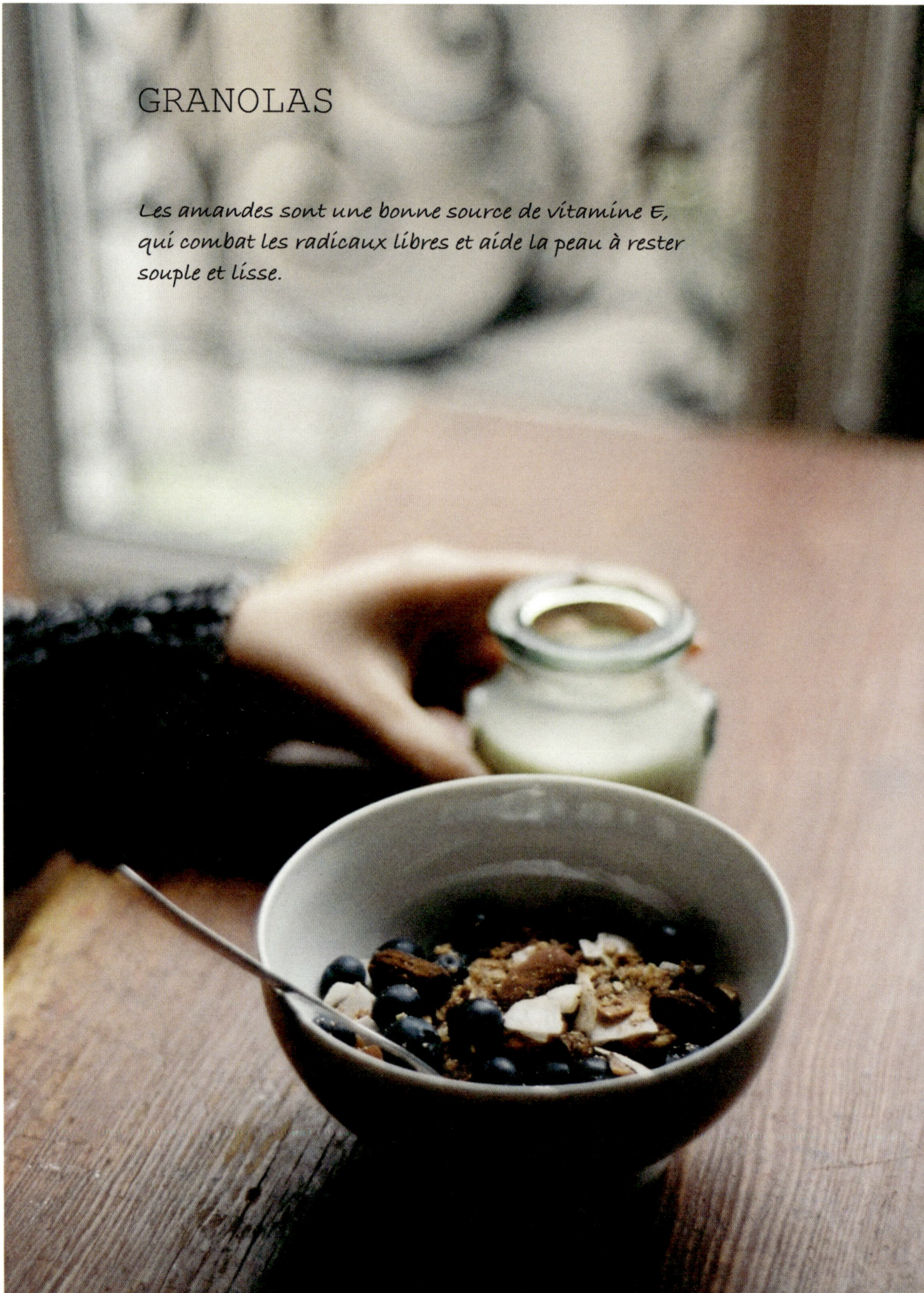

GRANOLA FACILE & RAPIDE

50 g de flocons d'avoine
1 c. à s. d'amandes
½ c. à s. de graines de tournesol
1 poignée de flocons de noix de coco
½ c. à c. de cannelle en poudre
1 c. à s. de miel (ou de sirop d'agave)

Pour 1 personne

Mettez tous les ingrédients secs dans une casserole. Faites-les chauffer pendant 5 minutes en remuant régulièrement, jusqu'à ce que le mélange soit doré. Ajoutez le miel et remuez. Vous obtiendrez un granola croquant, fait maison en très peu de temps avec des produits frais.

Servez avec du lait d'amande (voir recette ci-dessous) ou tout autre lait de votre choix, et des fruits de saison, pour un petit déjeuner savoureux, rapide et économique, qui vous permettra de bien démarrer la journée !

LAIT D'AMANDE

100 g d'amandes
330 ml d'eau filtrée (+ une quantité suffisante pour le trempage des amandes)

Pour environ 40 cl de lait

Faites tremper les amandes dans de l'eau filtrée pendant une nuit. Égouttez-les, rincez-les et mixez-les avec 330 ml d'eau filtrée.

Placez le mélange dans un sac à lait végétal (voir page 173), au-dessus d'un saladier. Pressez bien le sac avec vos mains, pour récupérer le maximum de lait d'amande. (Laissez la poudre d'amandes dans le sac, vous pourrez la réutiliser en pâtisserie.)

Il est possible d'utiliser d'autres noix ou graines (sésame, tournesol, chanvre…) en suivant la même recette. Ajoutez davantage d'eau pour un lait plus léger, un peu moins pour une texture plus crémeuse.

Et pourquoi ne pas essayer le lait d'amande vanillé ? Ajoutez 2 dattes dénoyautées et 1 c. à c. d'extrait de vanille au mélange.

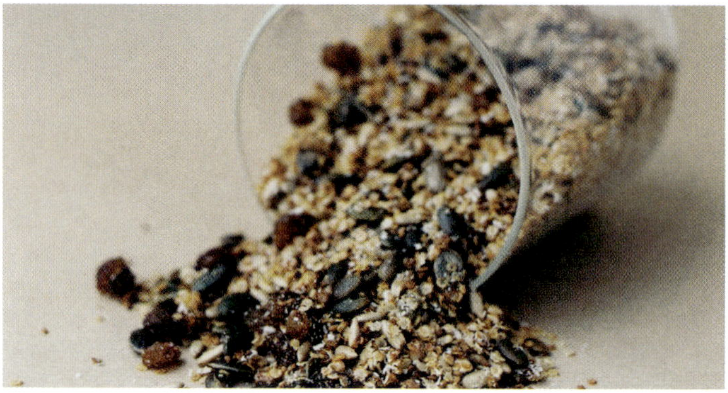

GRANOLA MAISON

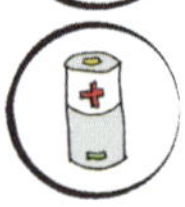

- 140 g de flocons de sarrasin
- 60 g d'amandes
- 70 g de graines de tournesol
- 30 g de flocons de noix de coco séchés
- 35 g de graines de courge
- ½ à 1 c. à c. de cannelle en poudre
- ¼ de c. à c. de vanille en poudre
- 40 g d'huile de coco extra-vierge
- 30 g de miel (ou de sirop d'agave)
- 60 g de fruits secs (mûres blanches, raisins, figues…)

La cannelle améliore la digestion, équilibre le taux de sucre dans le sang et stimule le métabolisme.

Pour 1 grand pot

Préchauffez le four à 180 °C (th. 6). Étalez du papier sulfurisé sur la plaque du four.

Mélangez tous les ingrédients secs (excepté les fruits) dans un grand bol.

Faites chauffer l'huile de coco et le miel dans une casserole, à feu doux.
Une fois le mélange fondu, versez-le dans le bol contenant les ingrédients secs.
Mélangez soigneusement avec une cuillère.

Étalez le granola sur le papier sulfurisé, en le répartissant bien. Faites-le cuire au milieu du four pendant 20 à 25 minutes – remuez de temps en temps, pour éviter qu'il ne brûle.

Laissez refroidir le granola avant d'y ajouter les fruits secs. Conservez-le dans un bocal fermé.

Maintenant, il ne vous reste plus qu'à déguster votre fabuleux petit déjeuner…

GRANOLA CROUSTILLANT AUX POMMES

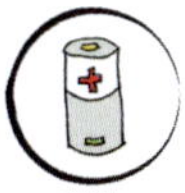

- 210 g de gruau de sarrasin, trempé et germé (voir ci-dessous)
- 65 g d'amandes
- 75 g graines de tournesol
- 50 g de graines de courge
- ¼ de c. à c. de vanille en poudre
- ½ c. à c. de cannelle en poudre
- 2 pommes coupées en petits dés
- 30 g de miel (ou de sirop d'agave)
- 15 g d'huile de coco extra-vierge
- 70 g de flocons de noix de coco
- grains de raisin (facultatif)

Pour 1 grand pot

Faites tremper le gruau de sarrasin dans de l'eau pendant 1 heure. Rincez-le et laissez-le reposer au moins 24 heures, recouvert d'un torchon, afin qu'il germe. Ce procédé rend le sarrasin plus digeste.

Préchauffez le four à 175 °C (th. 5-6). Étalez du papier sulfurisé sur la plaque du four.

Dans un bol, mélangez le gruau de sarrasin, les amandes, les graines, la vanille et la cannelle. Ajoutez les pommes coupées en dés.

Étalez le granola sur le papier sulfurisé, en le répartissant bien. Arrosez-le avec le miel et l'huile de noix de coco préalablement fondus. Mélangez délicatement. (Si vous préférez un granola bien sucré, ajoutez 20 g de miel supplémentaires.)

Faites cuire au milieu du four pendant 30 minutes. Remuez à mi-cuisson, pour obtenir une texture croquante.

Laissez refroidir avant d'ajouter les flocons de noix de coco et les raisins.

Faire tremper et germer le gruau de sarrasin active les enzymes, ce qui augmente son intérêt nutritionnel.

GRANOLA AU QUINOA, FIGUES & CARDAMOME

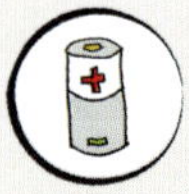
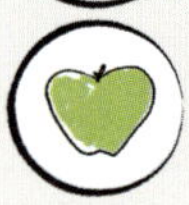

100 g de flocons de quinoa
35 g de flocons de sarrasin
80 g de graines de tournesol
80 g d'amandes (entières ou effilées)
35 g de graines de sésame
2 c. à s. d'huile de noix de coco extra-vierge
1 c. à c. de cardamome moulue
1 pincée de sel
4 figues séchées coupées en petits morceaux
35 g de flocons de noix de coco

Pour 1 grand pot

Préchauffez le four à 175 °C (th. 5-6). Étalez du papier sulfurisé sur la plaque du four. Mélangez tous les ingrédients dans un grand bol, à l'exception des figues séchées et des flocons de noix de coco.

Étalez le granola sur le papier sulfurisé, en le répartissant bien. Faites-le cuire au milieu du four pendant 20 à 30 minutes, en remuant toutes les 10 minutes, jusqu'à ce qu'il soit doré.

Laissez refroidir avant d'ajouter les flocons de noix de coco et les figues séchées.

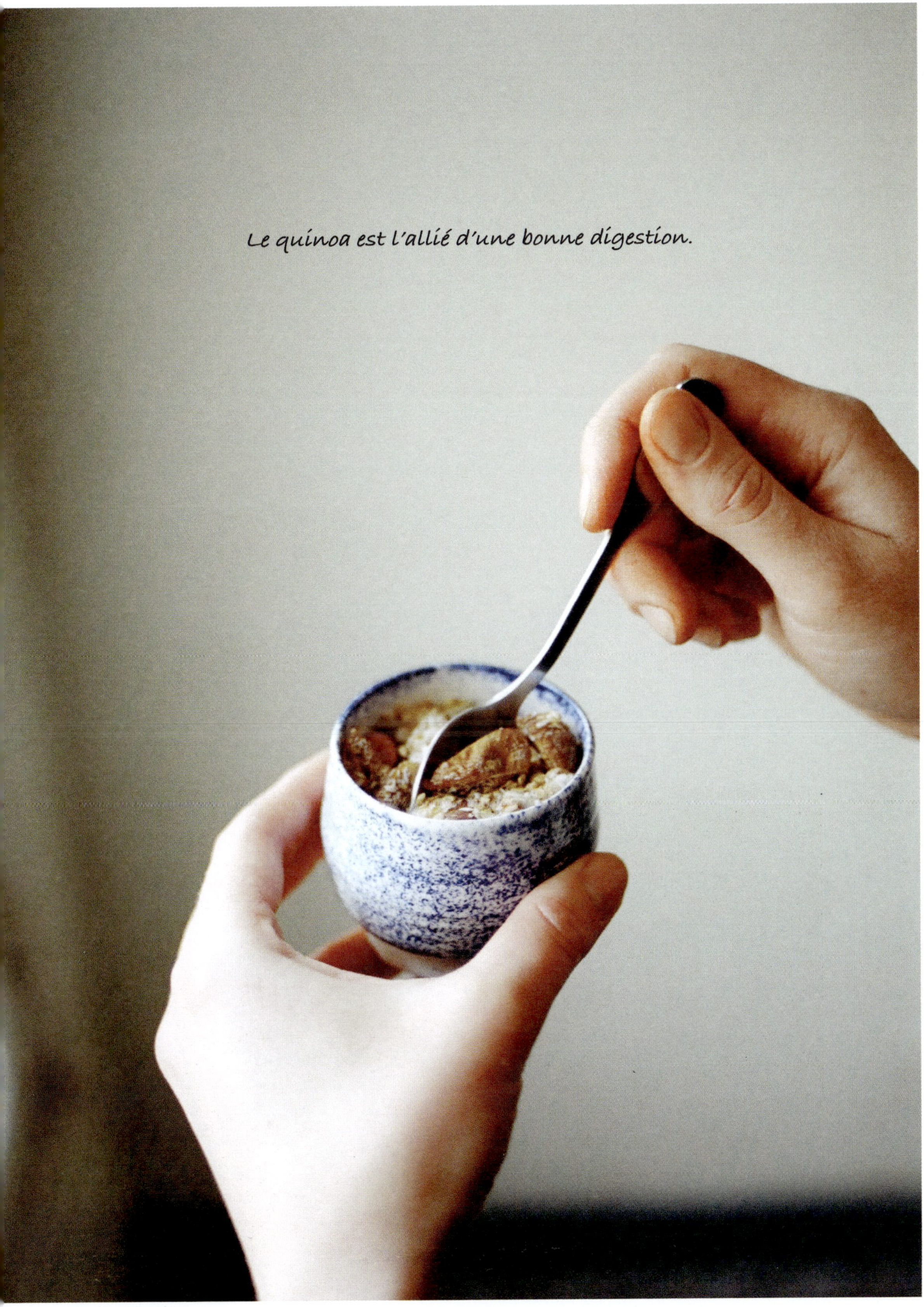

Le quinoa est l'allié d'une bonne digestion.

PORRIDGES

PORRIDGE MATINAL RAPIDE & CROQUANT

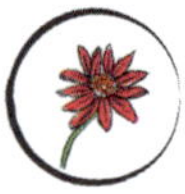

60 g de flocons d'avoine
1 c. à s. de graines de courge
½ c. à c. de cannelle en poudre
½ c. à c. de cardamome moulue
½ c. à c. de noix de muscade râpée
1 tasse d'eau chaude
lait et fruits de votre choix

Pour 1 personne

Mettez les flocons d'avoine, les graines et les épices dans une casserole.
Faites chauffer à feu doux.

Versez un peu d'eau chaude, en remuant. Ajoutez l'eau restante progressivement, jusqu'à ce que vous obteniez la texture qui vous convient.

Servez avec des fruits de saison et le lait de votre choix.

Le petit déjeuner est prêt !

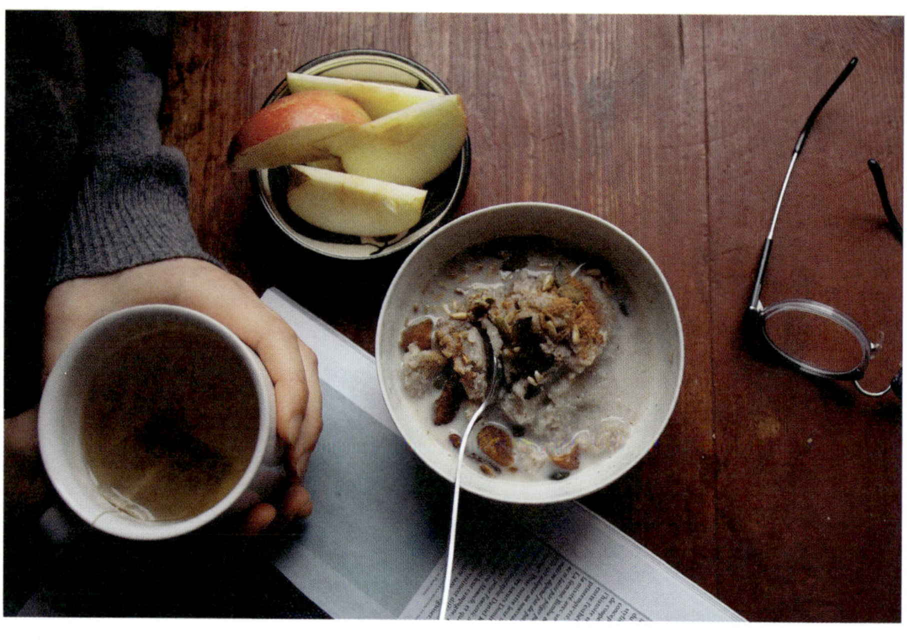

PORRIDGE DE CHIA AU CACAO

Les guerriers aztèques et mayas consommaient des graines de chia : une seule cuillerée à soupe les maintenait éveillés pendant 24 heures ! J'aime les cuisiner car elles sont très nourrissantes et apportent de la texture. Vous pouvez éventuellement les remplacer par des graines de lin.

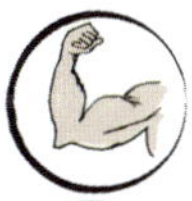
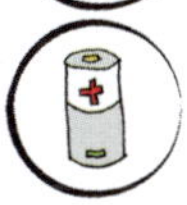

1 c. à s. de graines de chia
90 g de lait d'amande non sucré
1 pincée de vanille en poudre
1½ c. à s. de cacao cru en poudre
1 c. à s. de maca ou de mesquite en poudre (facultatif)

Au moment de déguster :
fruits et baies de saison
mûres blanches (mulberries)
fèves de cacao concassées

Pour 1 personne

Mettez tous les ingrédients dans un bol et mélangez à l'aide d'une cuillère. Laissez reposer pendant 30 minutes.

Remuez rapidement et dégustez avec des fruits de saison, des mûres blanches et des fèves de cacao concassées.

Les graines de chia sont idéales pour le petit déjeuner, surtout si vous manquez de temps et que vous avez besoin d'une bonne source d'énergie.

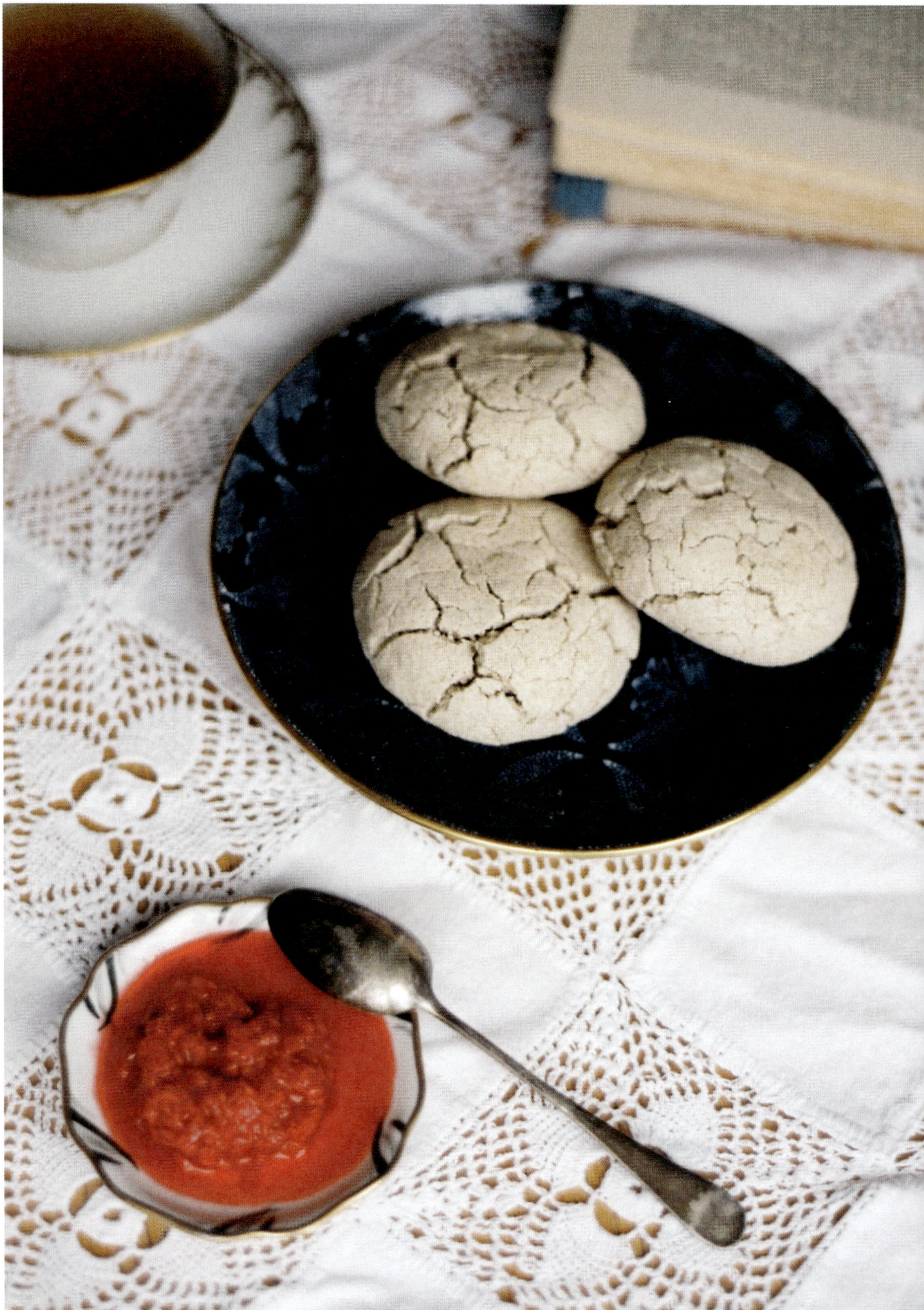

CONFITURE

La saison des baies est particulièrement agréable. Quand on a la chance de vivre à la campagne, on ne sait parfois pas quoi faire de tous les fruits rouges que la nature nous offre. Bien sûr, l'idéal est de les cueillir et de les manger immédiatement. Toutefois vous pouvez aussi les congeler ou en faire des confitures.

CONFITURE DE FRAMBOISES

250 g de framboises
1 c. à s. de miel ou de sirop d'érable
1 c. à s. de jus de citron

Pour 1 grand pot

Faites chauffer tous les ingrédients dans une casserole à feu doux, sans cesser de remuer. Couvrez et laissez mijoter environ 10 minutes, jusqu'à obtention d'une texture dense. Goûtez, sucrez si nécessaire et laissez refroidir. Versez la confiture dans un pot en verre et placez-la au réfrigérateur.

Servez avec des pancakes, du granola ou du porridge.

Vous ne conserverez pas cette confiture tout l'hiver : dégustez-la fraîche, de préférence dans les 5 jours qui suivent sa réalisation.

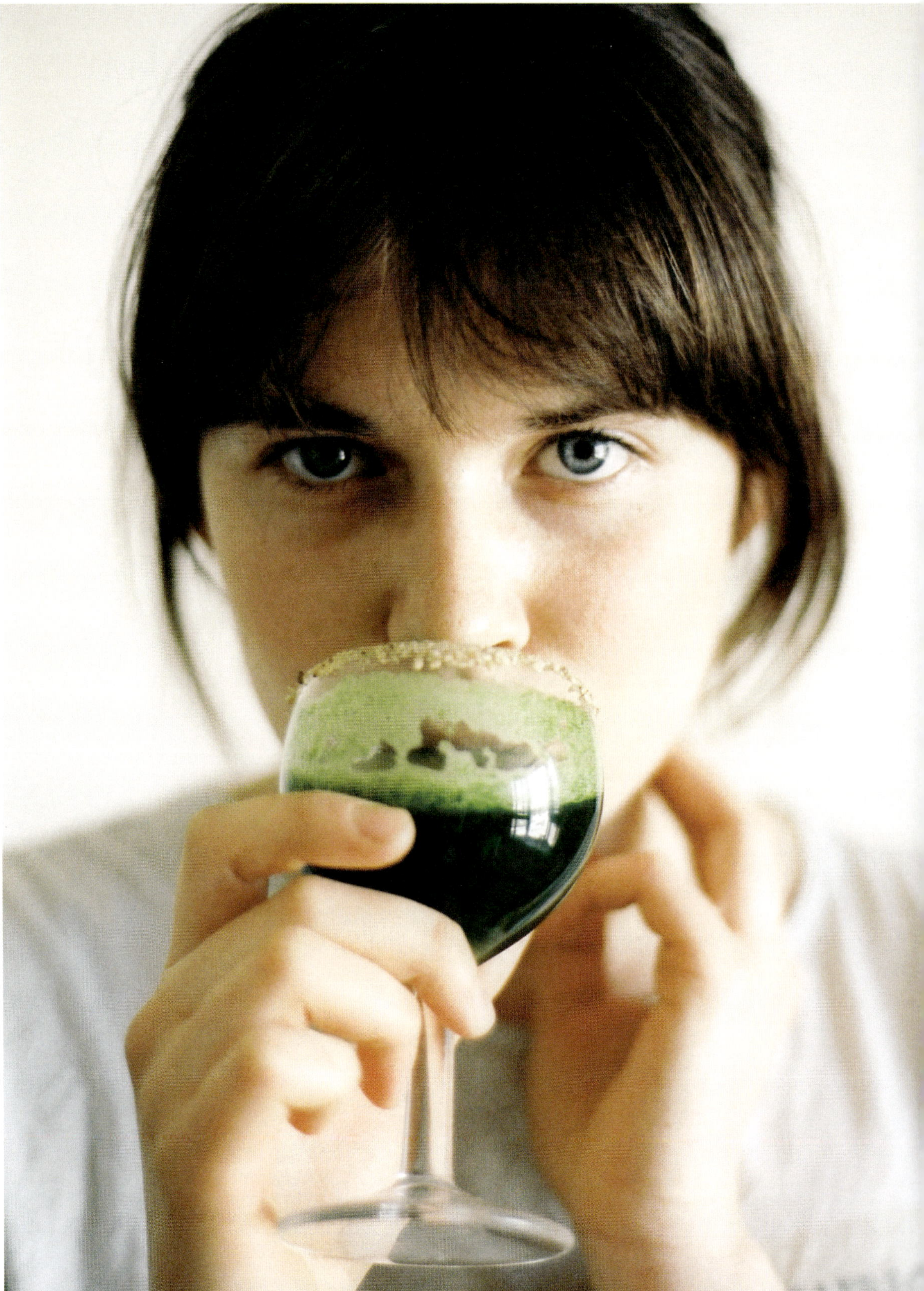

JUS & SMOOTHIES

Quoi de mieux qu'une bonne dose de vitamines pour bien commencer la journée ? Les jus et les smoothies sont parfaits si vous êtes pressé le matin, si vous n'avez que peu d'appétit ou après avoir fait de l'exercice. Leur apport nutritionnel est particulièrement intéressant.

Jus

Il est important de consommer quotidiennement des fruits et des légumes en quantité suffisante : un jus frais apportera à votre organisme les vitamines et les minéraux nécessaires.

Des quantités excessives de sucre peuvent toutefois être néfastes pour l'organisme – y compris le fructose, contenu naturellement dans les fruits. Pour ma part, je préfère manger ces derniers entiers ou en salade. Un jus vert peut être une bonne alternative pour ceux qui consomment peu de légumes. Ajoutez-y des épinards ou du persil, car ils sont riches en chlorophylle.

Smoothies

Les smoothies sont plus rassasiants que les jus, car ils contiennent davantage de fibres. Ils peuvent également être dégustés au dessert.
Quand j'élabore un smoothie, je réfléchis à :
• **la base** quel fruit ? quel légume ? (des épinards, par exemple) ;
• **le goût** doux ou plus marqué ? (citron ou dattes, par exemple) ;
• **le but** le smoothie doit-il me rassasier ou juste me redonner de l'énergie ? (par exemple, en le mélangeant avec de l'eau filtrée, de l'eau de coco ou du lait d'amande) ;
• **les épices** vais-je ajouter des super-aliments ou mon épice préférée ? J'aime y incorporer de la spiruline, du cacao, de la cannelle ou de la vanille.

Voilà !

Pour un smoothie plus protéiné, ajoutez 1 c. à s. de noix, d'amandes ou de beurre de graines (en magasins bio). Vous pouvez également incorporer de la maca ou de la spiruline en poudre (voir les super-aliments, pages 11 à 15).

SMOOTHIES
AUX SUPER-ALIMENTS

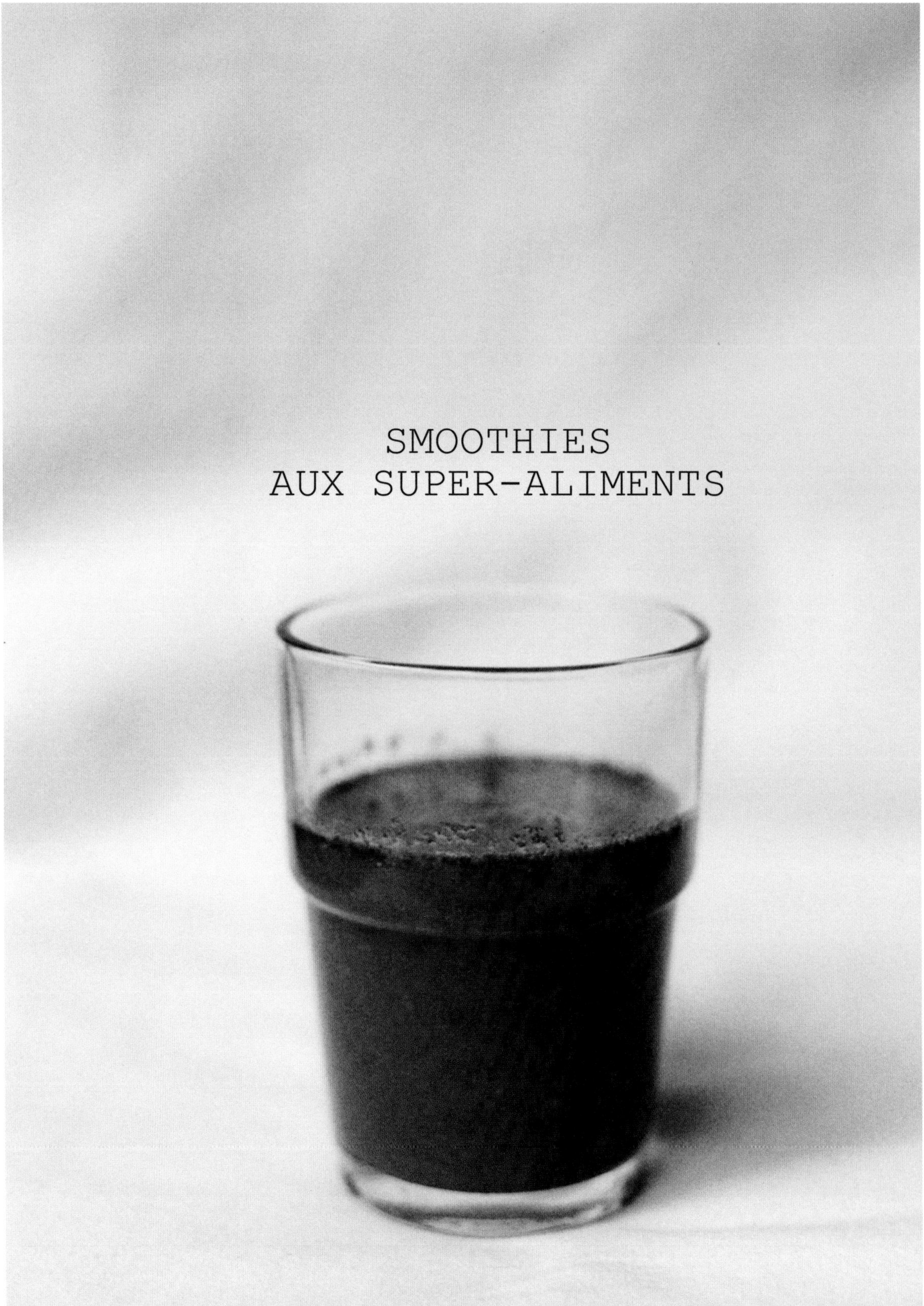

SMOOTHIE VERT AUX BAIES & AU BASILIC

1 grosse poignée de baies fraîches ou surgelées (myrtilles, framboises, mûres)
1 grosse poignée d'épinards frais
5 belles feuilles de basilic frais
1 c. à s. de beurre d'amandes
200 ml de lait de votre choix

Mixez tous les ingrédients au blender. Servez aussitôt.

Ce smoothie est l'un de mes préférés : très nutritif, il combine protéines, fibres, bonnes graisses et chlorophylle.

SMOOTHIE SUPER-PROTÉINÉ

½ avocat
8 amandes (ayant trempé une nuit)
1 c. à c. de graines de chia
1 c. à s. de cacao cru en poudre
1 c. à c. de spiruline en poudre
eau filtrée (suffisamment pour obtenir la consistance désirée)

La spiruline booste la production de globules blancs, qui combattent les infections.

Mixez tous les ingrédients au blender et dégustez sans tarder, parsemé d'un peu de granola.

SMOOTHIE BANANE-CHOCOLAT-MACA

1 banane bien mûre
1 c. à s. de maca en poudre
1 c. à s. de cacao cru en poudre
½ c. à c. de cannelle en poudre
½ c. à s. de beurre d'amandes
150 ml d'eau filtrée

Cette boisson onctueuse, riche en protéines végétales, est très efficace en cas de jet-lag ou avant un entraînement.

Mixez tous les ingrédients au blender et servez sans tarder. Pour une consistance plus fluide, ajoutez davantage d'eau.

CINQ JUS

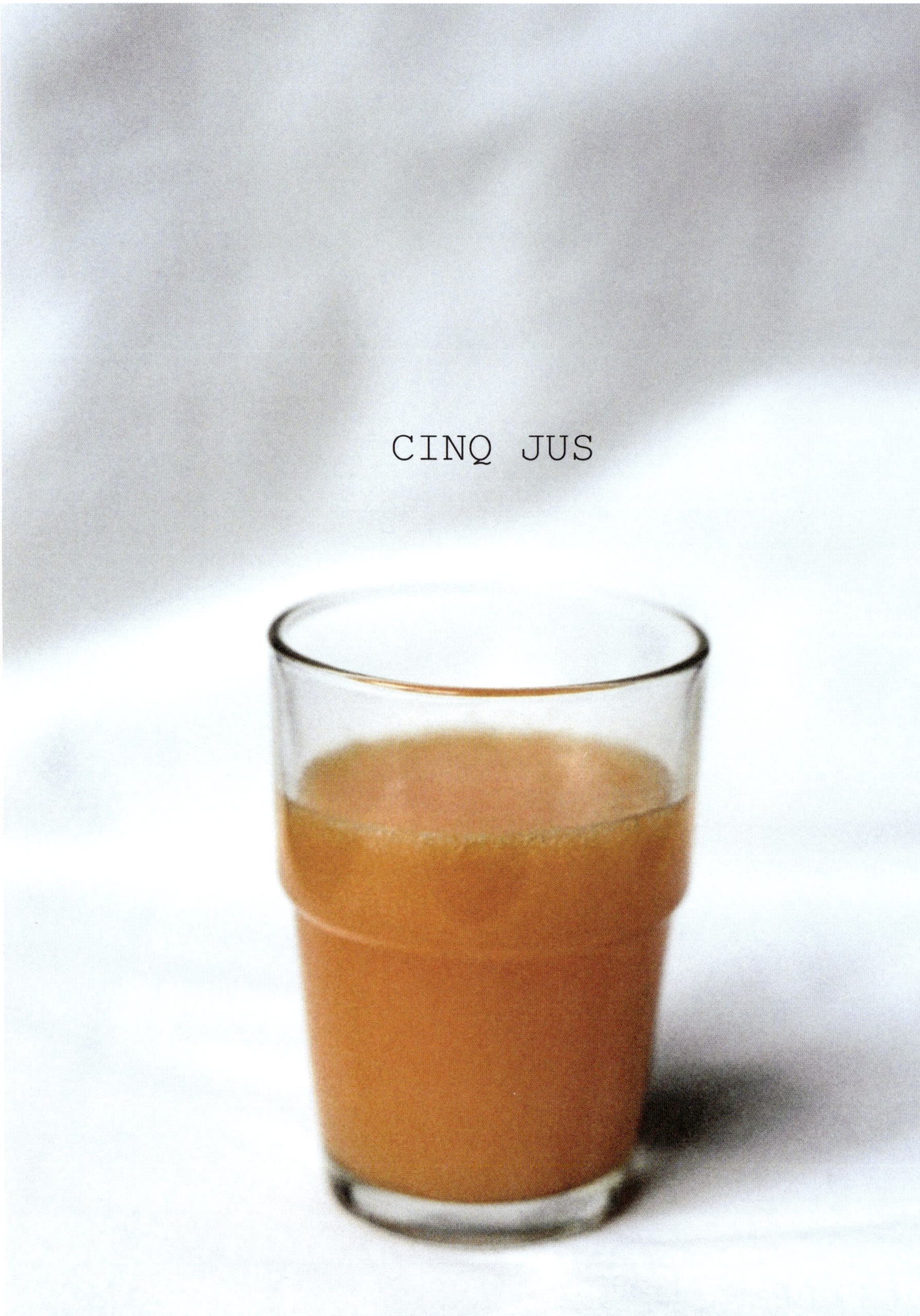

Utilisez de préférence un extracteur de jus pour réaliser les savoureuses recettes qui suivent (toutes les quantités indiquées permettent de réaliser un grand verre).

JUS RAFRAÎCHISSANT

Cette combinaison de fruits, au goût frais et énergisant, est diurétique. Elle détoxifie le foie et purifie le corps.

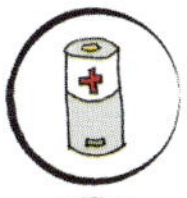

- 2 à 4 branches de céleri
- 1 poignée de feuilles de pissenlit
- ½ citron (pelé ou non, en fonction de votre appareil)
- 1 cm de gingembre frais
- 1 à 2 poires

Ce jus apaise les maux de ventre et favorise la digestion.

JUS TONIQUE

Les myrtilles permettent d'atténuer l'amertume du pamplemousse et apportent de la douceur à ce jus savoureux et pas trop sucré, qui favorise la digestion.

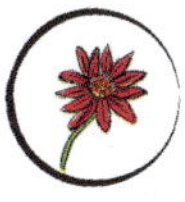

- 2 pamplemousses pelés
- 1 poignée de myrtilles
- 1 cm de gingembre frais

Les myrtilles, bonnes pour la vue, sont riches en antioxydants.

JUS VERT

Ce jus vert peu sucré est frais et purifiant.

1 grosse poignée de feuilles d'épinards

1 c. à c. de chlorelle en poudre

1 citron

1 à 2 pommes

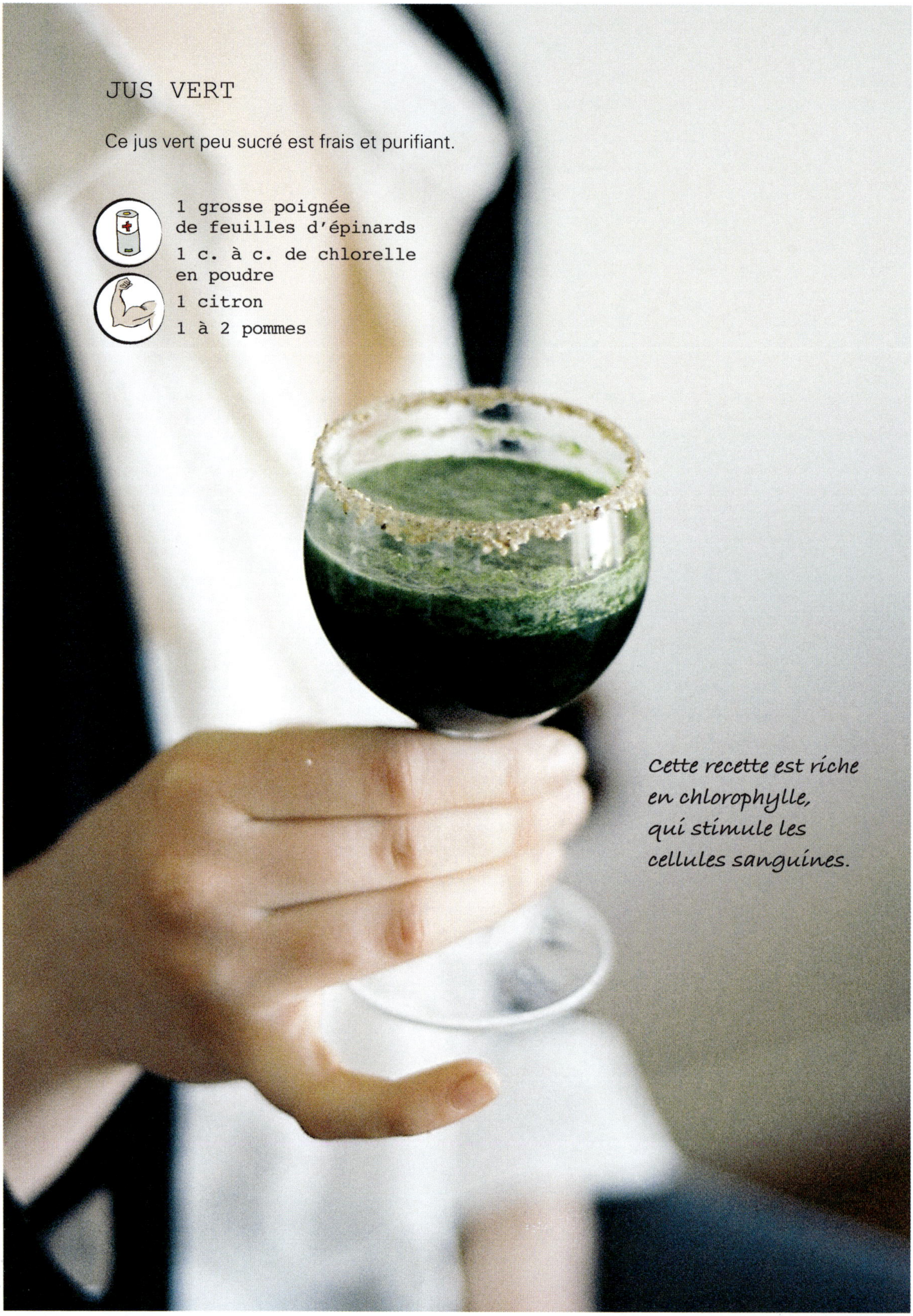

Cette recette est riche en chlorophylle, qui stimule les cellules sanguines.

BOOSTEUR CIRCULATOIRE

Je trouve que le poivre de Cayenne et les carottes vont très bien ensemble. La pointe d'acidité du citron donne un jus très équilibré.

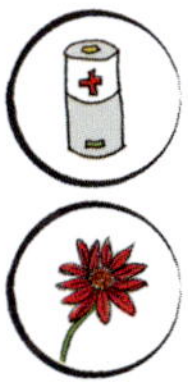

4 à 6 carottes
½ citron (pelé ou non, en fonction de votre appareil)
1 pincée de poivre de Cayenne

Le poivre de Cayenne possède des propriétés anti-inflammatoires et est riche en vitamine C. Il stimule la circulation sanguine.

PURIFICATEUR SANGUIN

La grenade est l'un de mes fruits préférés : elle contient de nombreuses vitamines, (dont de la vitamine E). Elle donne à ce jus un goût particulier, et lui apporte tous ses bienfaits nutritionnels. Vous dégusterez ce cocktail d'une très belle couleur avant ou après un entraînement, ou encore à l'apéritif.

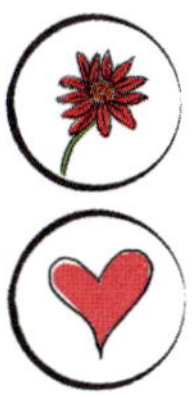

2 ou 3 betteraves
½ citron (pelé ou non, en fonction de votre appareil)
les graines de ½ grenade
1 cm de gingembre frais

Les betteraves sont riches en nitrates, qui aident à purifier le sang.

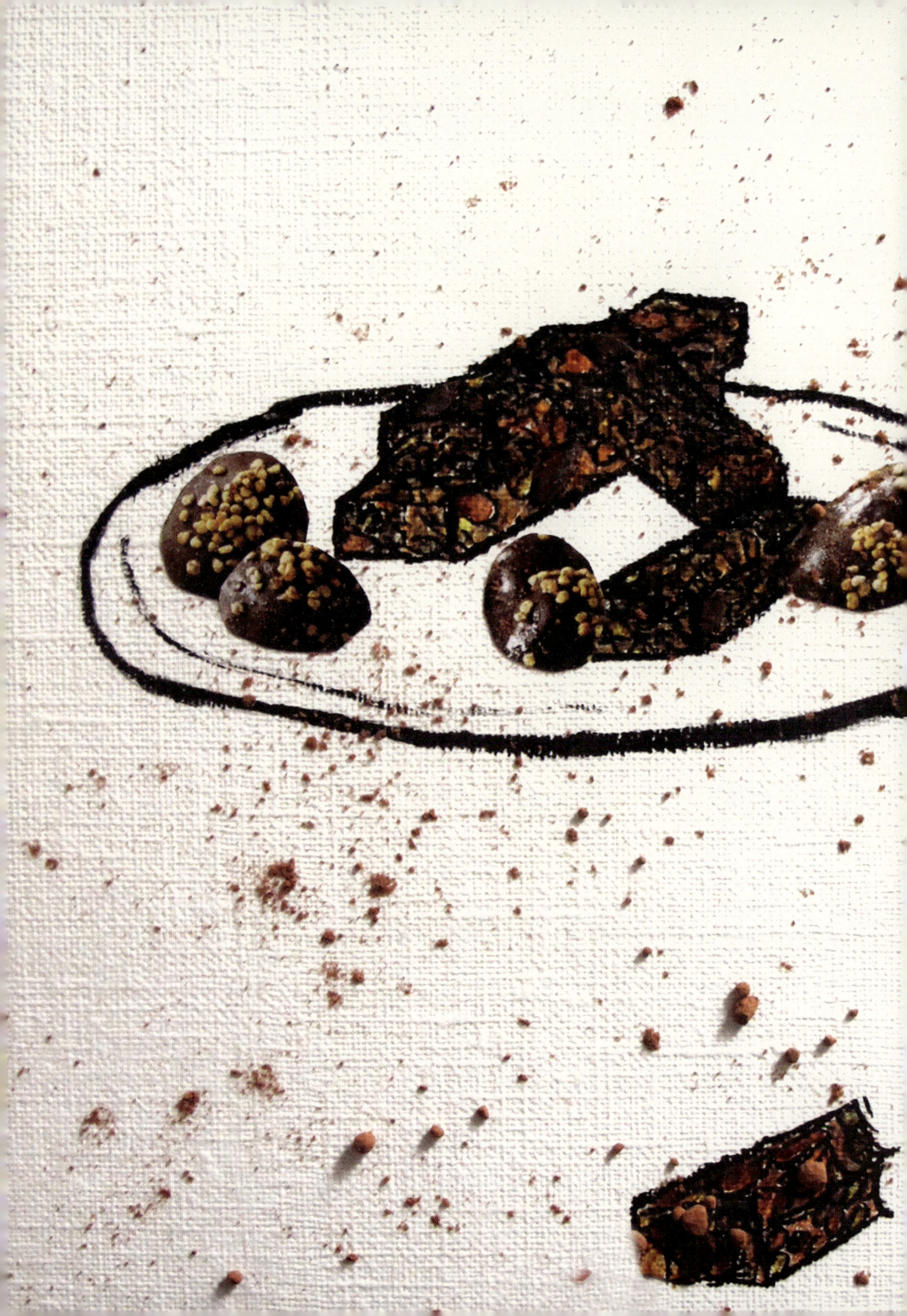

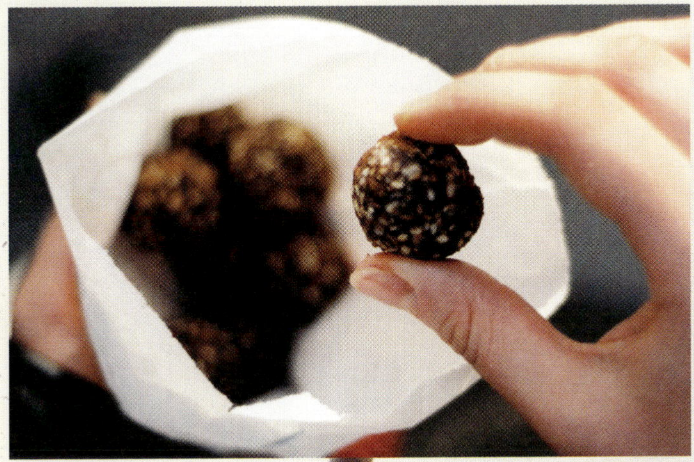

SNACKS

Il est préférable d'opter pour un jus, un smoothie, une poignée de noix ou un snack énergétique plutôt que d'avaler un sandwich sur le pouce quand on est pressé. Prenez un repas plus consistant quand vous aurez le temps de vous asseoir.

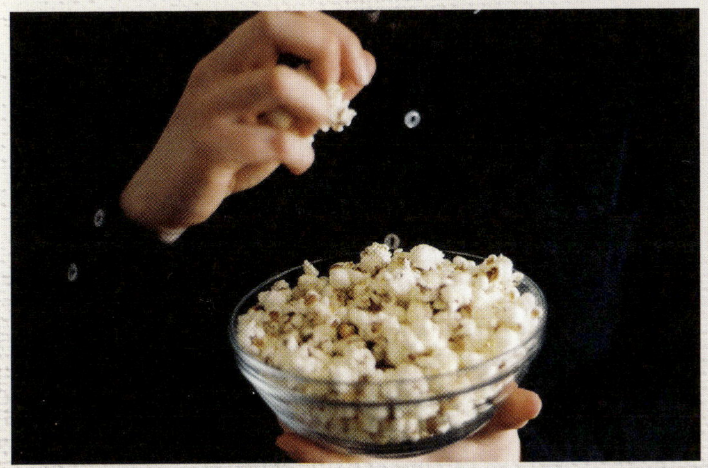

BOULETTES ÉNERGÉTIQUES

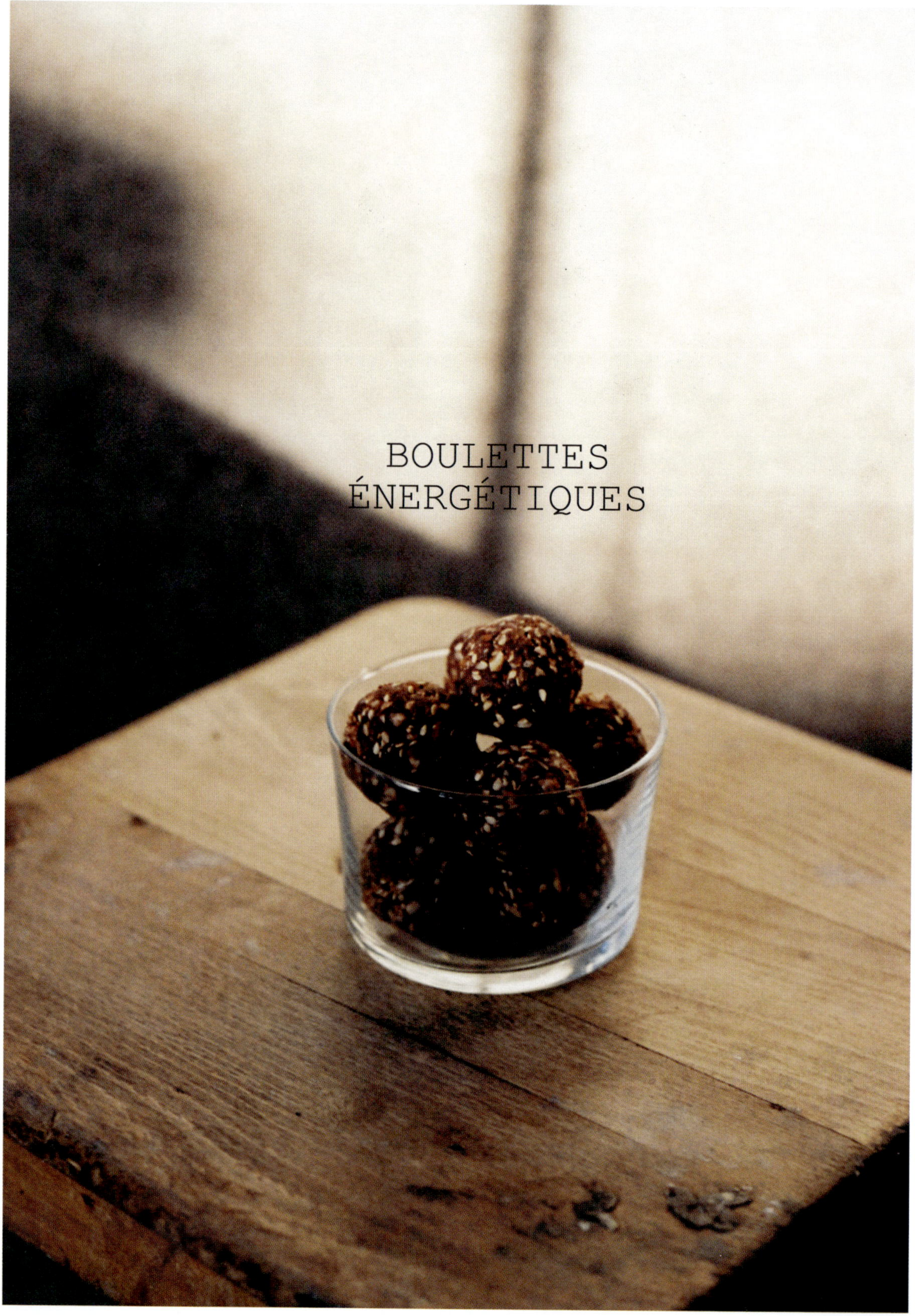

Mixez… et c'est parti !

Conservez ces boulettes énergétiques dans votre réfrigérateur et consommez-les sous 5 jours. Vous pouvez également les laisser à température ambiante, mais alors elles devront être dégustées dans les 48 heures.

BOULETTES CACAO-POIVRE DE CAYENNE

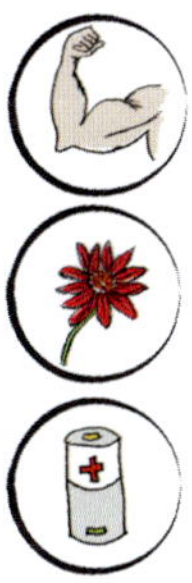

5 dattes trempées dans de l'eau pendant 1 nuit (ou au moins 1 heure)
65 g d'amandes
35 g de graines de tournesol
30 g de graines de sésame (ou de noix de cajou, de noisettes…)
3 c. à s. de poudre de cacao cru
1 pincée de poivre de Cayenne
1 pincée de sel
1 c. à c. d'eau

Pour 15 boulettes

Dénoyautez les dattes préalablement trempées. Mixez-les dans un robot avec tous les ingrédients.

Formez des boulettes de la taille d'une noix et conservez-les au réfrigérateur.

En Amérique centrale, la fève de cacao est un remède traditionnel contre la toux et la fièvre.

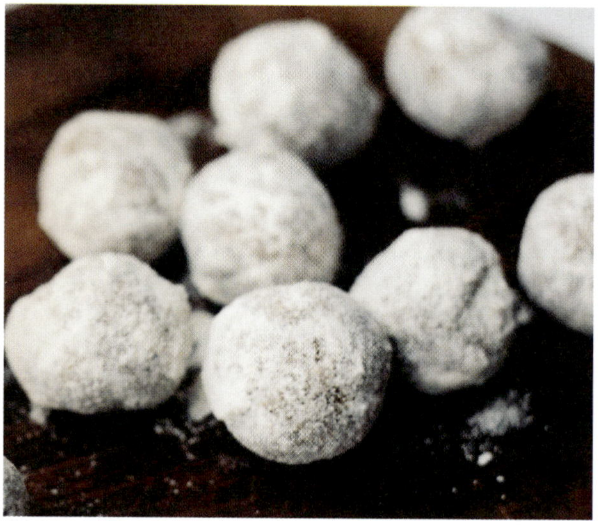

BOULETTES À LA NOIX DE COCO

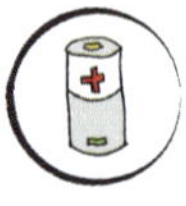

- 4 figues séchées, trempées dans de l'eau pendant 1 nuit (ou au moins 1 heure)
- 15 g de farine de coco
- 35 g de graines de tournesol
- 1 c. à s. de noix de coco râpée
- 2 c. à c. de cardamome moulue
- 1 pincée de sel
- 1 c. à c. d'huile de coco extra-vierge, à température ambiante
- de la noix de coco râpée ou de la farine de coco, pour l'enrobage

Pour 10 boulettes

Mixez rapidement tous les ingrédients (excepté ceux destinés à l'enrobage) à l'aide d'un robot, en y ajoutant 1 c. à c. d'eau.

Formez des boulettes de la taille d'une noix et roulez-les dans la noix de coco râpée ou la farine de coco. (Facilitez-vous la tâche en plongeant vos mains dans la farine avant de réaliser les boulettes.)

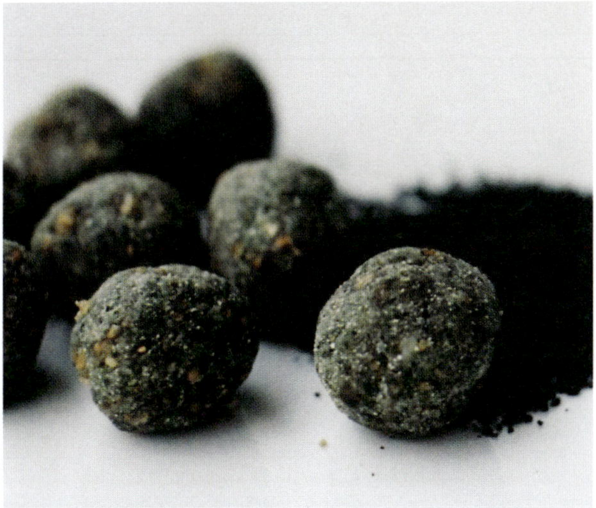

SUPER-BOULETTES VERTES

65 g de mûres blanches (mulberries) séchées
le jus de 1 citron vert
30 g de graines de courge
35 g de graines de tournesol
20 g de farine de coco
1 c. à c. de spiruline en poudre
1 pincée de sel
1 c. à c. d'huile de coco extra-vierge

Pour 12 à 14 boulettes

Mixez les mûres blanches avec le jus du citron vert dans un robot. Ajoutez les ingrédients restants et mixez de nouveau. Lorsque vous avez obtenu la bonne texture – pas trop fine, mais sans morceaux de graines –, goûtez le mélange et rectifiez l'assaisonnement si nécessaire.

Formez des boulettes de la taille d'une noix.

La spiruline, algue bleu-vert, possède de nombreuses propriétés médicinales et détoxifiantes : elle faciliterait notamment la perte de poids.

TRUFFES À LA CAROUBE

125 g d'amandes, trempées dans de l'eau pendant 1 nuit (ou au moins 1 heure)
2 belles dattes Medjool dénoyautées
1 c. à c. de caroube en poudre
¼ de c. à c. d'extrait de vanille ou de vanille en poudre
caroube en poudre, pour l'enrobage

Pour 13 à 15 truffes

Mixez les amandes et les dattes avec 1 c. à c. d'eau dans un robot. Ajoutez l'extrait de vanille et la caroube en poudre. Continuez à mixer jusqu'à ce que la pâte soit bien amalgamée.

Formez des boulettes de la taille d'une noix et roulez-les dans la caroube en poudre. Mettez les truffes au réfrigérateur pendant 20 minutes.

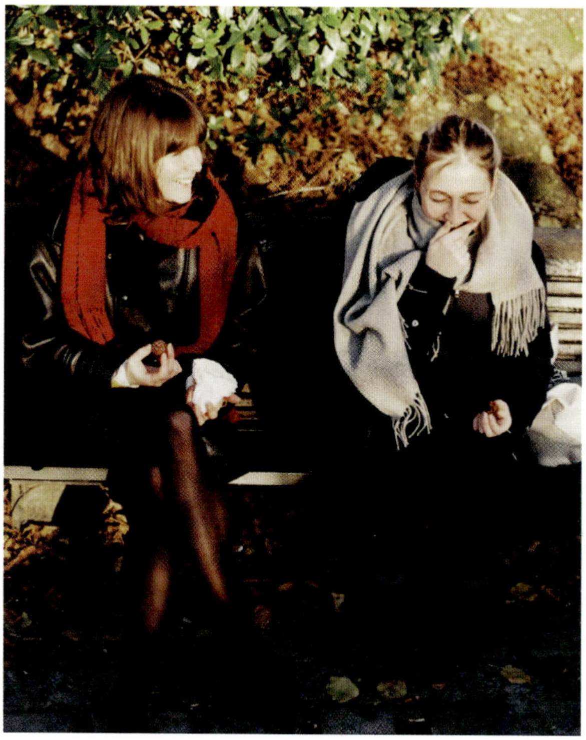

BARRES ÉNERGÉTIQUES

BARRES TONUS

J'avais élaboré cette recette pour un café parisien. À mon sens, c'est ce qui me manquait sur la carte quand on voulait quelque chose de plus nourrissant et de plus intéressant d'un point de vue énergétique qu'un morceau de gâteau classique.

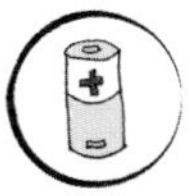
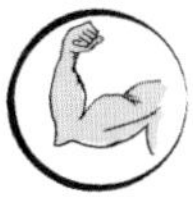

7 dattes
125 g de raisins secs
190 g d'amandes
110 g de graines de tournesol
75 g de graines de courge
1 c. à s. de cannelle en poudre
3 c. à s. de poudre de cacao cru
40 ml d'eau chaude
graines de sésame ou flocons de noix de coco, pour la garniture

Ces barres sont riches en fibres et en édulcorants naturels contenus dans les fruits secs.

Pour environ 15 barres

Vous aurez besoin d'une plaque de cuisson de 30 x 20 cm. Tapissez-la de papier sulfurisé, que vous laisserez déborder.

Faites tremper les dattes et les raisins secs pendant au moins 1 heure.

Mettez les raisins, les dattes, les amandes, les graines de tournesol, les graines de courge, le cacao et la cannelle dans un robot. Ajoutez ensuite l'eau chaude et mixez jusqu'à obtention d'une texture crémeuse mais un peu croquante.

Transvasez le mélange sur la plaque de cuisson recouverte de papier sulfurisé et étalez-le de façon homogène. Tassez-le à l'aide d'une petite planche à découper. Parsemez de graines de sésame ou de flocons de noix de coco.

Placez dans le réfrigérateur pendant au moins 1 heure, jusqu'à ce que le mélange durcisse.

Découpez des bâtonnets à l'aide d'un couteau bien aiguisé.

BARRES DE GRANOLA

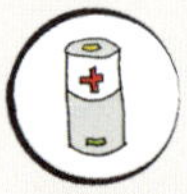

125 g de dattes, trempées pendant 30 minutes
125 g de raisins secs
375 g d'amandes
1 c. à s. de beurre d'amande
70 g de graines de courge
1 c. à c. de cannelle en poudre
huile de coco extra-vierge (pour le moule)

Pour environ 15 barres

Vous aurez besoin d'une plaque de cuisson de 30 x 20 cm.

Préchauffez le four à 175 °C (th. 5-6). Tapissez la plaque de papier sulfurisé, que vous laisserez déborder.

Dénoyautez les dattes trempées et mettez-les dans un robot en y ajoutant un peu d'eau. Mixez jusqu'à obtention d'un mélange crémeux.

Ajoutez les ingrédients restants et mixez de nouveau : la pâte doit être un peu croquante, avec quelques graines toujours entières. Ajoutez éventuellement un peu d'eau pour que la préparation soit homogène.

Transvasez le mélange sur la plaque de cuisson recouverte de papier sulfurisé et étalez-le de façon homogène. Tassez-le à l'aide d'une petite planche à découper.

Glissez la plaque de cuisson au milieu du four et faites cuire pendant environ 30 minutes (la puissance des fours pouvant varier, il est recommandé de surveiller la cuisson). Les barres de granola doivent être bien dorées.

Sortez du four, laissez refroidir et découpez en rectangles de 10 x 4 cm.

La cannelle est un antioxydant puissant qui renforce le métabolisme et donne de l'énergie. C'est un snack parfait si vous prenez la route.

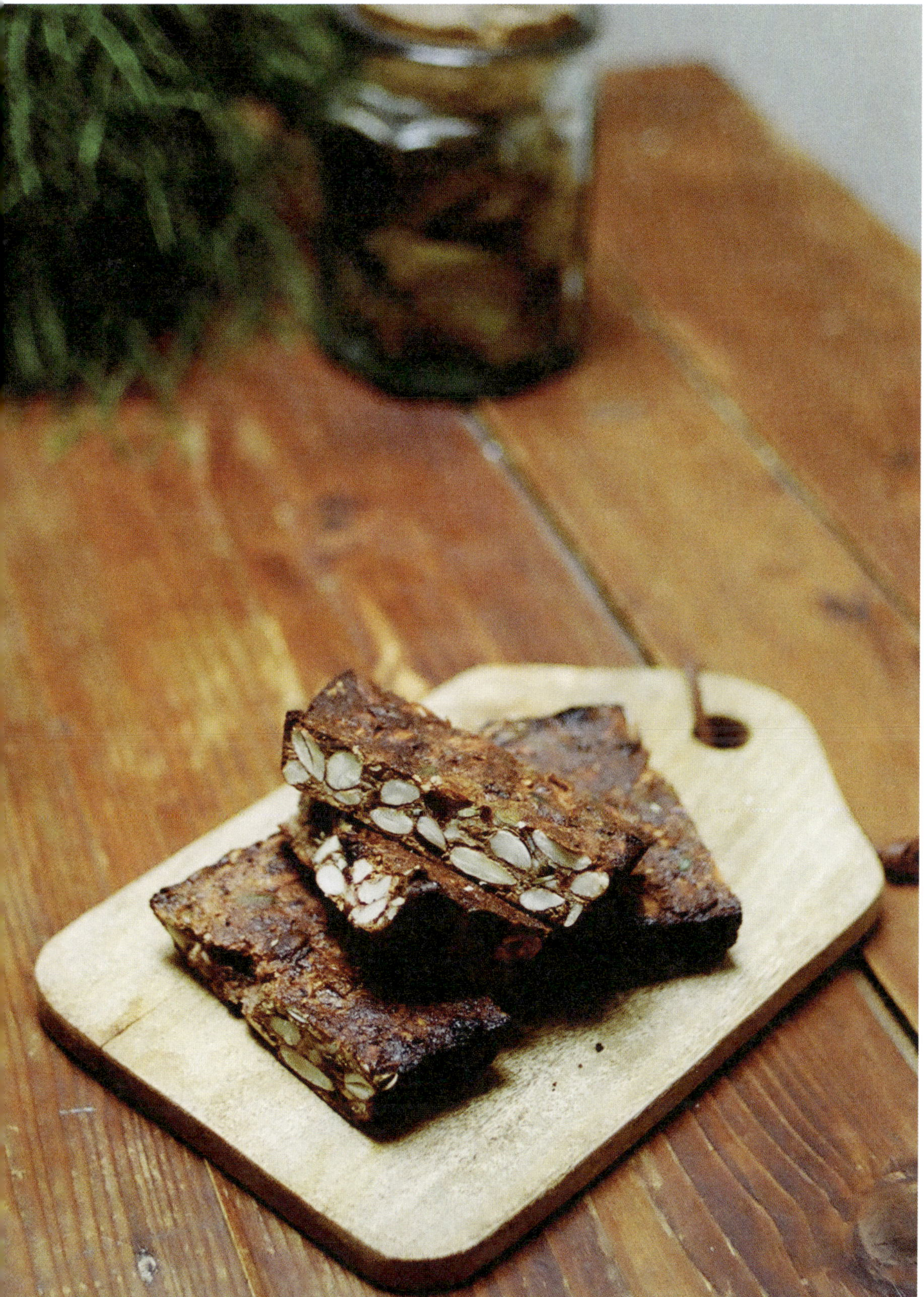

La fève de cacao contient de la théobromine, un excitant similaire à la caféine, mais qui affecte moins le système nerveux.

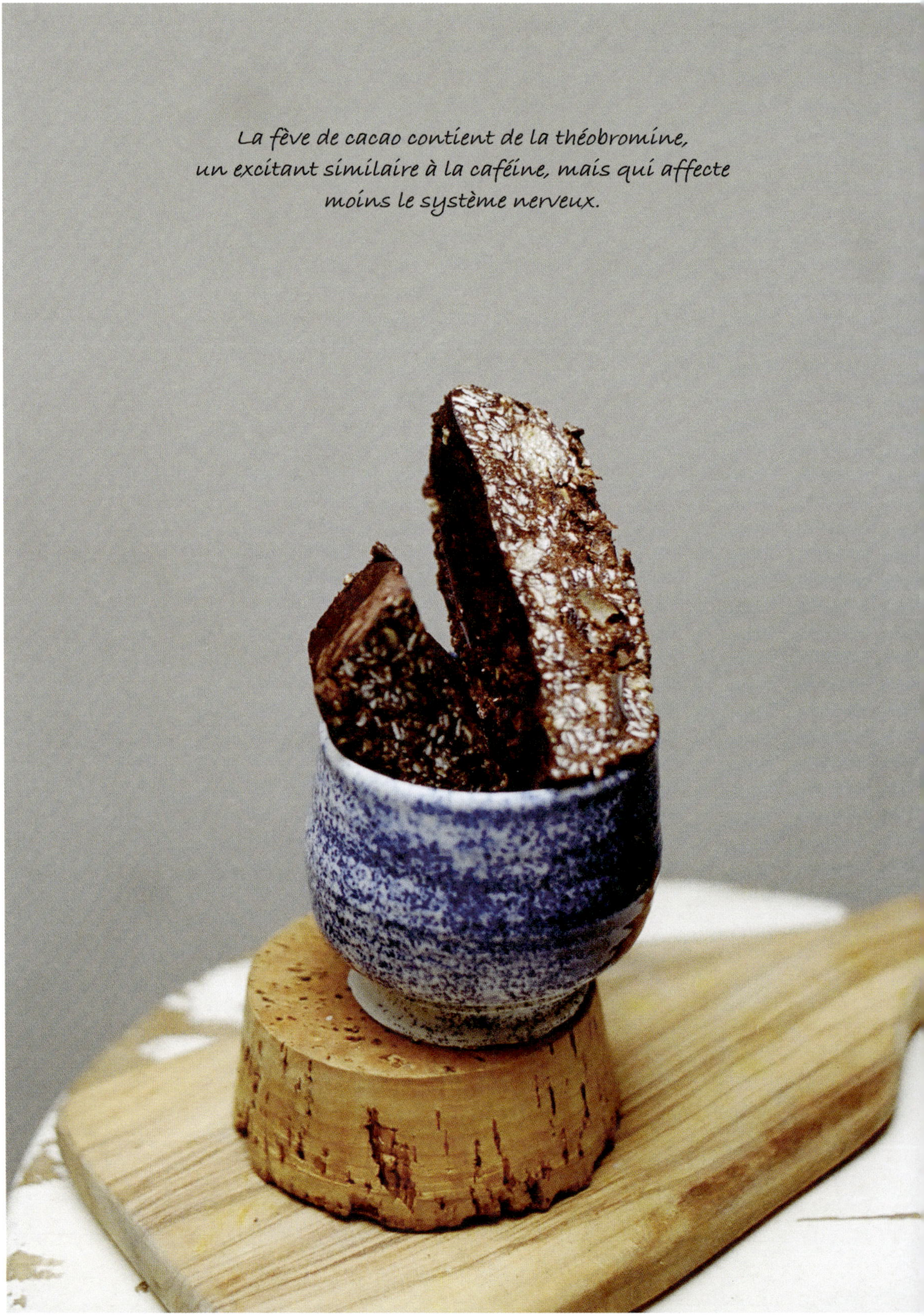

BARRES À L'AVOINE CHOCOLATÉES

100 g de flocons d'avoine

100 g de dattes ou autres fruits secs (abricots, baies de goji, canneberges…)

100 g de chocolat (100% de cacao)

20 g de graines de sésame

Pour 6 à 8 barres

Vous aurez besoin d'un moule à cake large d'une contenance de 900 g.

Préchauffez le four à 175 °C (th. 5-6). Tapissez le moule à cake de papier sulfurisé que vous laisserez déborder.

Mettez les flocons d'avoine sur une plaque de cuisson et enfournez pour 15 minutes, jusqu'à ce que les flocons soient bien dorés.

Faites fondre le chocolat dans une petite casserole, au bain-marie.

Dénoyautez les dattes (et épépinez les autres fruits secs que vous souhaitez utiliser), et coupez-les en petits morceaux fins.

Mixez les fruits secs et les flocons d'avoine dans un robot. Ajoutez le chocolat fondu et mixez de nouveau.

Placez le mélange dans le moule à cake, tassez-le bien et parsemez de graines de sésame.

Mettez au réfrigérateur pendant au moins 2 heures, jusqu'à ce que le mélange ait durci.

Démoulez le cake et coupez-le en bâtonnets. Conservez au réfrigérateur et consommez sous 8 jours.

CRACKERS

CRACKERS AUX GRAINES DE LIN

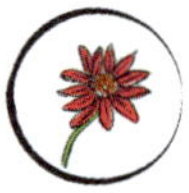
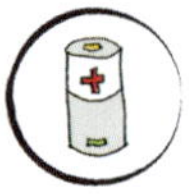

50 g de graines de lin
100 ml d'eau
75 g de graines de tournesol
50 g de graines de courge
75 g de farine de riz
1 c. à s. d'huile de coco extra-vierge
1 c. à c. de sel de mer
1 pincée de poivre de Cayenne (facultatif)
1 c. à c. de cumin (facultatif)

Pour 9 à 10 crackers

Faites tremper les graines de lin dans l'eau pendant 1 nuit (ou au moins durant 2 heures).

Préchauffez le four à 175 °C (th. 5-6).

Mélangez tous les ingrédients dans un bol : la texture doit être crémeuse, ni trop humide, ni trop sèche.

Étalez la pâte sur une plaque de cuisson aussi finement que possible, en vous servant d'une spatule ou avec vos mains. À l'aide d'un couteau, tracez la forme des crackers (10 x 15 cm) en entaillant légèrement la pâte, sans la couper complètement. Faites cuire au milieu du four pendant 30 minutes, jusqu'à ce que les crackers soient complètement secs.

Vous pouvez remplacer le poivre de Cayenne et le cumin par d'autres épices de votre choix.

Ces crackers peuvent accompagner de nombreux plats et constituent un snack à emporter très pratique. Très riches en fibres, ils sont très nourrissants et sains.

CRACKERS ÉPICÉS AUX GRAINES DE CHIA

30 g de graines de chia
250 ml d'eau
50 g de farine d'amandes
100 g de flocons de quinoa
30 g de graines de sésame
20 g de farine de coco
50 g de farine de maïs
1 pincée de sel aux herbes
1 pincée de poivre de Cayenne

Pour 9 à 10 crackers

Faites tremper les graines de chia dans l'eau pendant 1 nuit (ou au moins durant 1 heure).

Préchauffez le four à 175 °C (th. 5-6). Graissez une plaque de cuisson.

Mélangez bien tous les ingrédients dans le bol contenant les graines de chia trempées. Une fois humides, ces dernières ont une texture crémeuse grâce à laquelle les crackers ne s'effriteront pas.

Étalez la pâte sur une plaque de cuisson aussi finement que possible, en vous servant d'une spatule ou avec vos mains. Faites cuire au milieu du four pendant 35 à 40 minutes, en retournant les crackers à mi-cuisson.

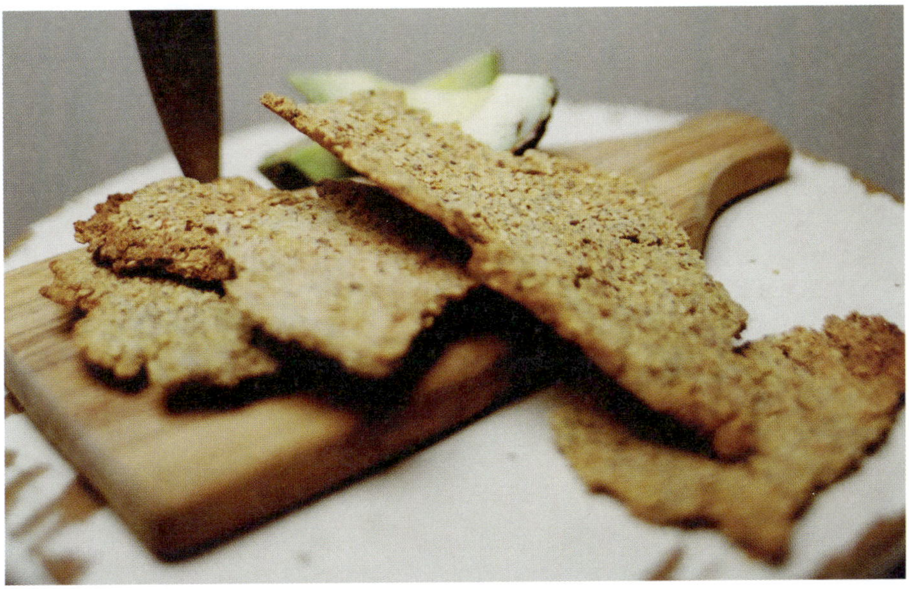

CRACKERS VEGAN À LA PULPE VÉGÉTALE

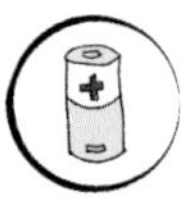

50 g de graines de lin
100 ml d'eau
70 g de pulpe de fruits ou de légumes (carottes, pommes, gingembre, betterave…)
80 g de graines de tournesol
50 g de farine de sarrasin
1 c. à s. d'huile d'olive vierge extra
1 c. à c. de sel de mer

Pour 9 à 10 crackers

Faites tremper les graines de lin dans l'eau pendant 1 nuit (ou au moins durant 1 heure).

Pressez les fruits et légumes de votre choix à l'aide d'un extracteur de jus et réservez la pulpe – c'est-à-dire les fibres que l'on met habituellement au compost.

Préchauffez le four à 175 °C (th. 5-6). Un four à chaleur tournante donnera un meilleur résultat pour cette recette.

Mettez les graines de lin trempées dans un bol. Ajoutez la pulpe végétale et les ingrédients restants. Mélangez le tout et étalez sur une plaque de cuisson aussi finement que possible.

Faites cuire au milieu du four pendant 15 minutes. Une fois que la pâte a durci, retirez du four et coupez les crackers en carrés. Remettez au four pendant 15 à 20 minutes jusqu'à ce que les crackers soient bien cuits – ils doivent être bien secs.

MÉLANGES DE NOIX & DE FRUITS SECS

MÉLANGE DU RANDONNEUR

50 g de cranberries (canneberges) séchées sans sucre ajouté
25 g d'éclats de fèves de cacao
70 g d'amandes
25 g de graines de sésame
1 c. à c. de graines de chia

Pour 1 petit pot

Mettez tous les ingrédients dans un bol et mélangez bien. Vous obtiendrez un snack sain et savoureux.

Variez les noix et les graines, selon vos goûts et vos envies.

Voilà une bonne source de protéines et d'énergie, à consommer en cas de petit creux ou avant/après une séance d'entraînement.

AMANDES GRILLÉES AU TAMARI

300 g d'amandes
2 c. à s. de tamari
épices de votre choix : chili, cannelle en poudre, gingembre…

Préchauffez le four à 160 °C (th. 5-6). Mettez les amandes sur une plaque de cuisson, arrosez-les de tamari et parsemez les épices de votre choix. Veillez à ce que les amandes soient bien enrobées.

Faites cuire pendant environ 15 minutes, jusqu'à ce que les amandes soient bien grillées.

POP-CORN

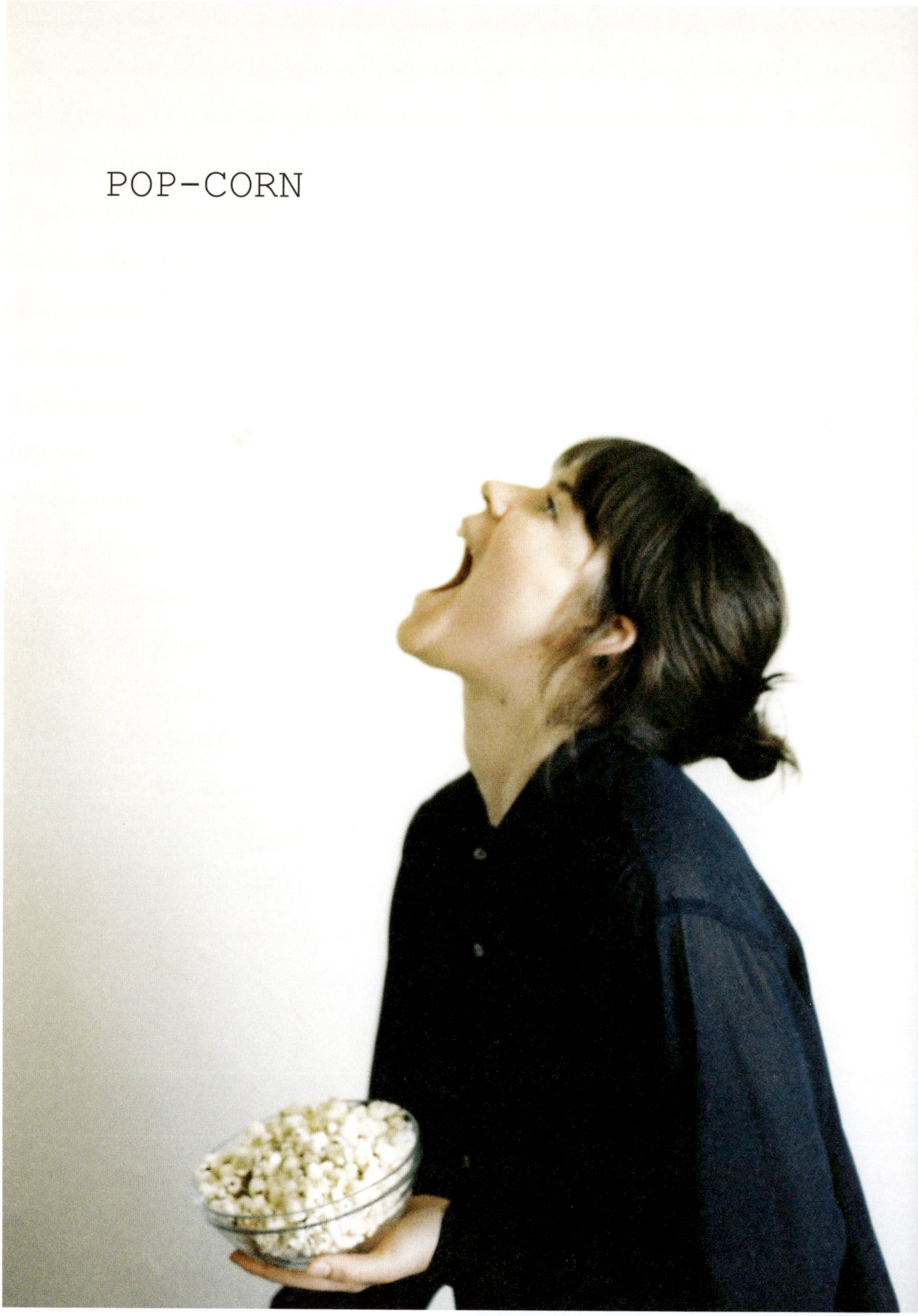

J'utilise toujours de l'huile de coco extra-vierge quand je fais du pop-corn. J'aime le goût de la noix de coco et cette huile supporte bien les températures élevées, jusqu'à 220 °C.

2 c. à s. d'huile de coco extra-vierge
250 g de maïs à pop-corn
assaisonnement de votre choix : sel, cannelle en poudre, écorce de citron réduite en poudre, cardamome moulue, chili…

Faites chauffer l'huile de coco dans une casserole à feu vif. Ajoutez le maïs à pop-corn et couvrez. Quand le maïs commence à éclater, remuez la casserole toutes les 30 secondes pour éviter qu'il brûle. Ne retirez le couvercle sous aucun prétexte.

Quand les bruits à l'intérieur de la casserole commencent à diminuer, éteignez le feu et continuez à secouer la casserole jusqu'à ce que le pop-corn soit complètement stabilisé.

Mettez le pop-corn dans un bol et ajoutez l'assaisonnement de votre choix.

Votre pop-corn est prêt !

PLATS
& ACCOMPAGNEMENTS

Cuisiner, c'est pour moi comme faire de la peinture ou écrire. J'aime mélanger les couleurs autant que les arômes.

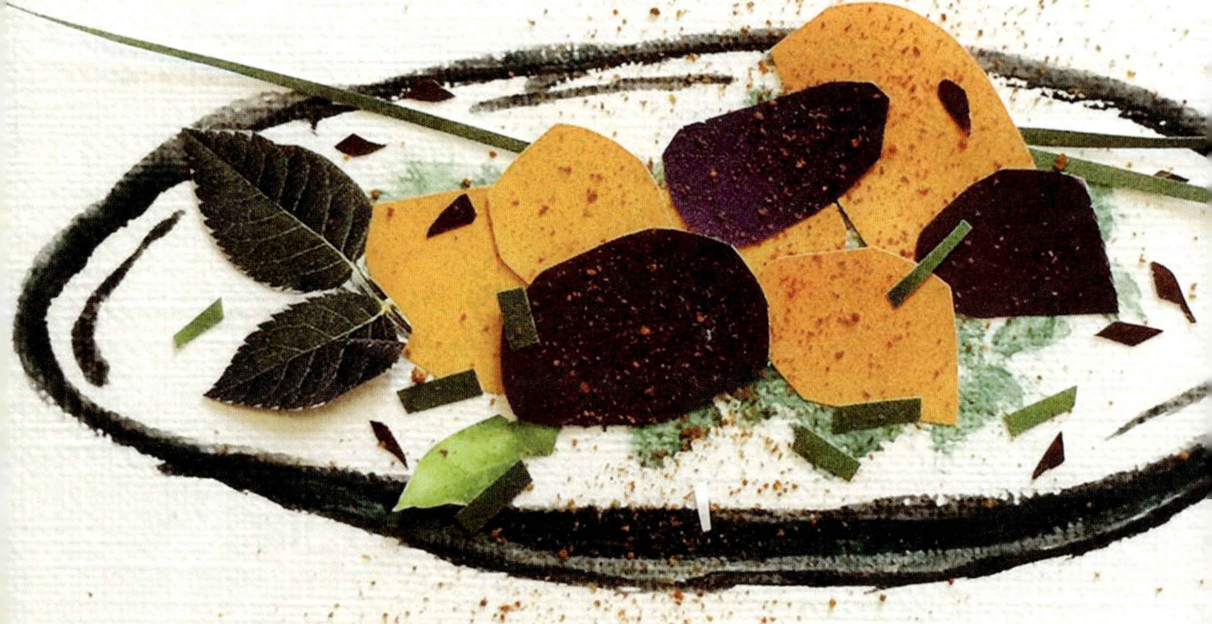

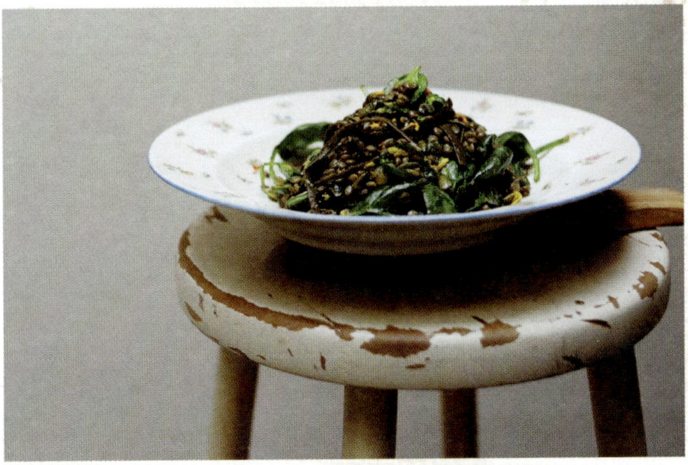

J'aime utiliser les graines en cuisine, car elles constituent un bon apport de vitamines, de minéraux et de protéines. Quant aux légumes, en fonction de leur couleur, leurs propriétés nutritives diffèrent : par exemple, les légumes verts comme le chou kale ou les épinards contiennent de la lutéine, de la famille des caroténoïdes, très bonne pour les yeux. Alors, laissez-vous inspirer par les végétaux frais de saison lorsque vous allez au marché.

Cuisiner, c'est mon métier, mais lorsque je suis chez moi, j'apprécie la simplicité. On peut aisément obtenir une assiette joliment présentée et goûteuse, en un rien de temps. Pour toutes ces raisons, les recettes qui suivent sont vraiment faciles à réaliser.

J'espère que vous les apprécierez !

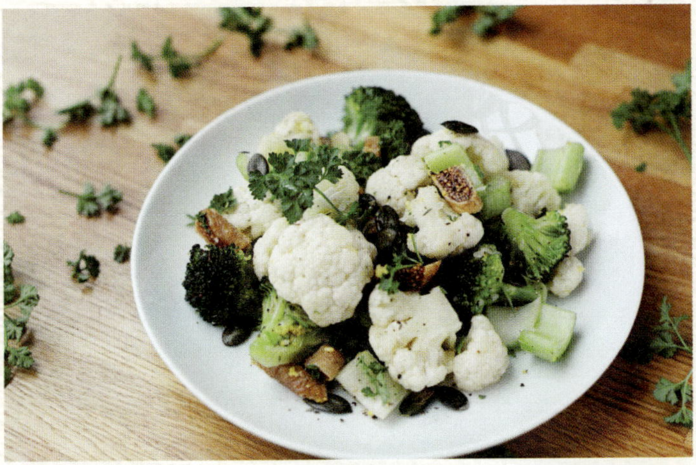

PESTO

J'adore confectionner moi-même mon pesto, car cette recette offre de nombreuses possibilités de combinaisons aromatiques. J'utilise toutes les herbes que je trouve au marché et je les mélange avec ce que j'ai à la maison. J'aime également faire des expériences avec différentes graines (crues ou grillées) et incorporer des huiles comme l'huile de graines de courge ou l'huile de sésame. Un pesto peut relever une salade, être tartiné sur des crackers ou encore être mélangé à des lentilles ou à des haricots.

La réalisation du pesto ne prend que peu de temps. Une fois que vous avez rassemblé tous les ingrédients, il suffit de les mixer et de les assaisonner à votre convenance. Vous pouvez le conserver au réfrigérateur pendant 5 jours.

Les herbes comme le persil, la coriandre ou la menthe contiennent énormément de chlorophylle, de vitamines et de minéraux, qui se combinent avec les bons acides gras et les oméga-3 et 6 des huiles et des graines : cela augmente la valeur nutritionnelle du pesto. Associé avec des protéines et des fibres, ce dernier vous apporte de l'énergie et est le garant d'une jolie peau.

Invitation au mélange !

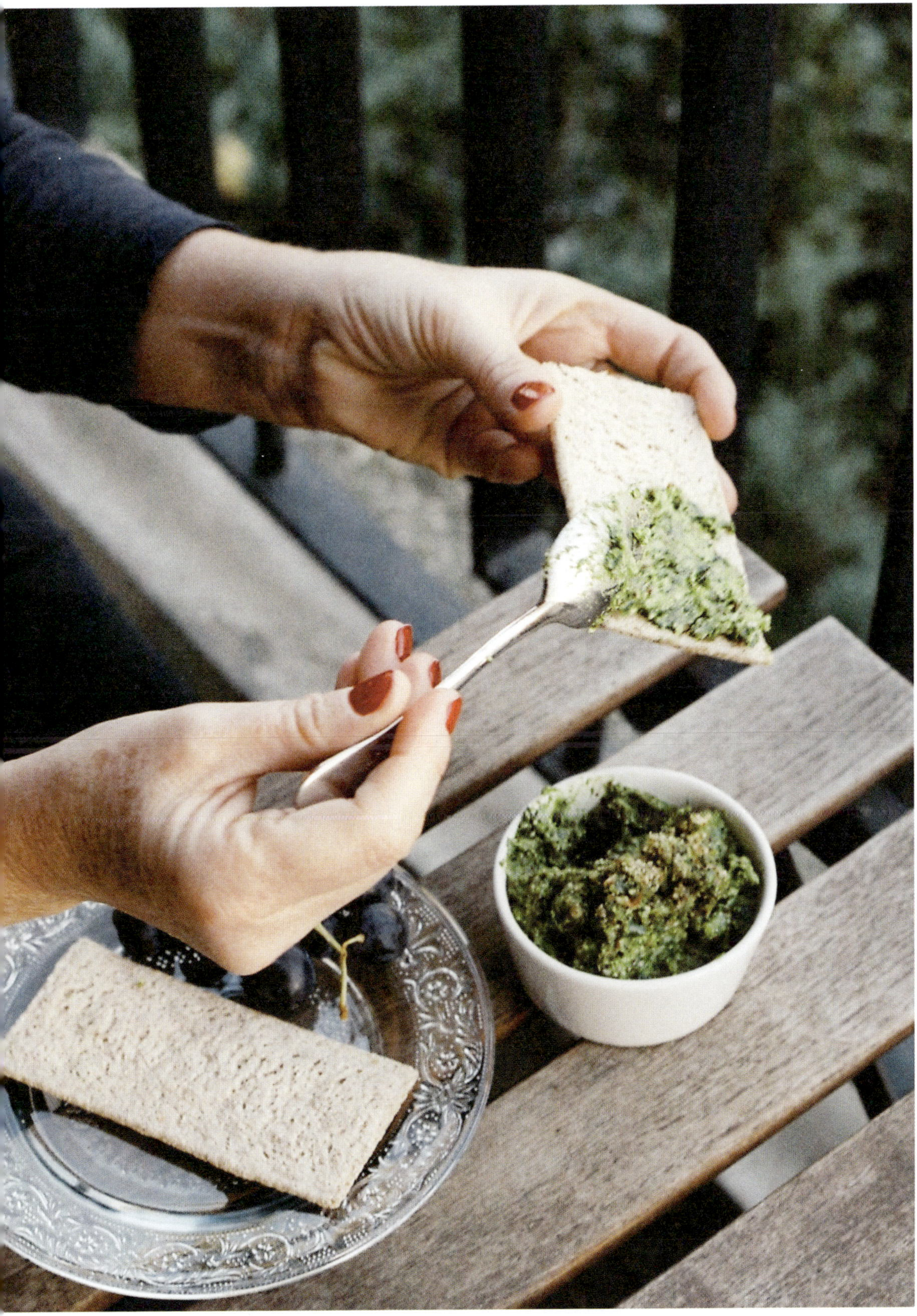

PESTO DE FEUILLES VERTES FRAÎCHES

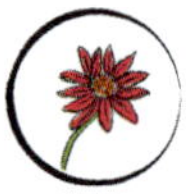

100 g de feuilles d'épinards
1 botte de persil frais
50 g de graines de tournesol
45 g d'huile d'olive vierge extra
le jus de 1 citron fraîchement pressé
sel et poivre du moulin

Pour 1 récipient de taille moyenne

Mixez tous les ingrédients dans un robot en ajoutant un peu d'eau si besoin, jusqu'à ce qu'ils soient bien hachés et amalgamés.

Ce pesto accompagnera parfaitement la recette d'aubergines grillées page 96.

En incorporant des plantes aromatiques à feuilles à votre alimentation, vous couvrez une partie de vos besoins quotidiens en antioxydants.

PESTO À LA CORIANDRE & AU PERSIL

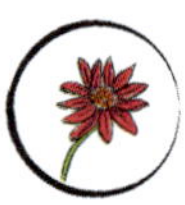
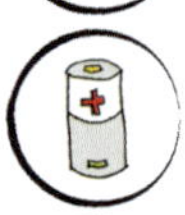

1 c. à s. de graines de tournesol
1 botte de coriandre fraîche
1 botte de persil frais
1 c. à s. d'huile d'olive vierge extra
1 gousse d'ail pelée
le jus de ½ citron fraîchement pressé
sel et poivre noir du moulin

Pour 1 récipient de taille moyenne

Faites chauffer une poêle sur feu doux et mettez-y les graines de tournesol. Faites-les griller en remuant de temps en temps jusqu'à ce qu'elles soient dorées. Ôtez-les du feu et laissez-les refroidir. Mixez tous les ingrédients dans un robot jusqu'à obtention d'une texture crémeuse.

PESTO AUX ÉPINARDS & AUX AMANDES

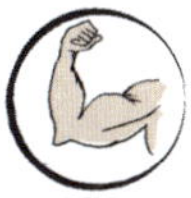
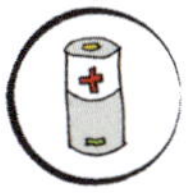
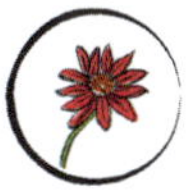

500 g d'épinards
100 g d'amandes
2 c. à s. d'huile d'olive vierge extra
le jus de 1 citron fraîchement pressé
sel et poivre noir du moulin

Pour 1 récipient de taille moyenne

Mixez tous les ingrédients dans un robot.

Servez sur des crackers, en salade ou en dip.

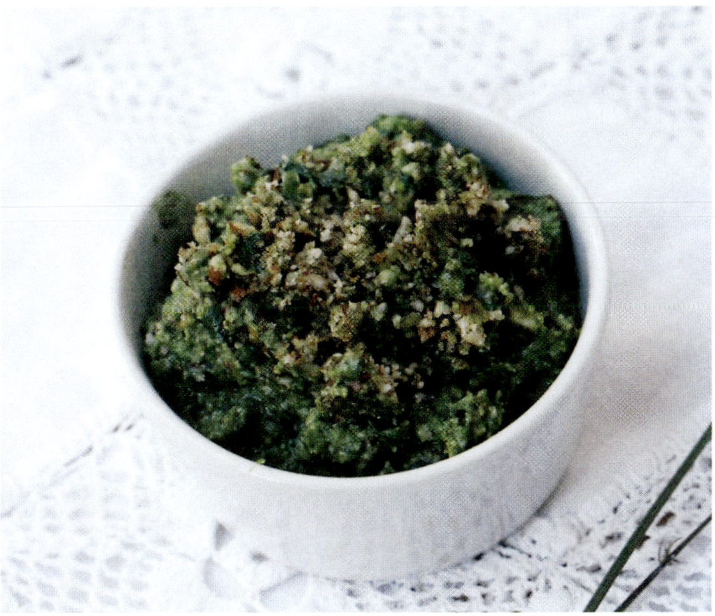

Les épinards sont une bonne source de minéraux essentiels et de vitamines. Des études ont démontré qu'ils sont excellents pour la mémoire et l'acuité mentale.

Les graines de courge sont riches en minéraux essentiels comme le magnésium et le zinc, particulièrement bénéfiques pour les muscles, le système nerveux et les intestins.

PESTO AUX GRAINES DE COURGE

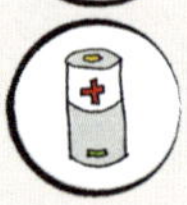

100 g de graines de courge
5 grandes feuilles de basilic
2 c. à s. de jus de citron fraîchement pressé
2 c. à s. d'huile d'olive vierge extra
50 ml d'eau filtrée
½ c. à c. de sel de mer
½ c. à c. de poivre noir
1 gousse d'ail pelée

Pour 1 petit récipient

Préchauffez le four à 175 °C (th. 5-6).

Étalez les graines de courge sur une plaque de cuisson. Enfournez-les pour 10 minutes – elles doivent être grillées. Laissez-les refroidir.

Mixez tous les ingrédients dans un robot jusqu'à obtention d'une texture crémeuse.

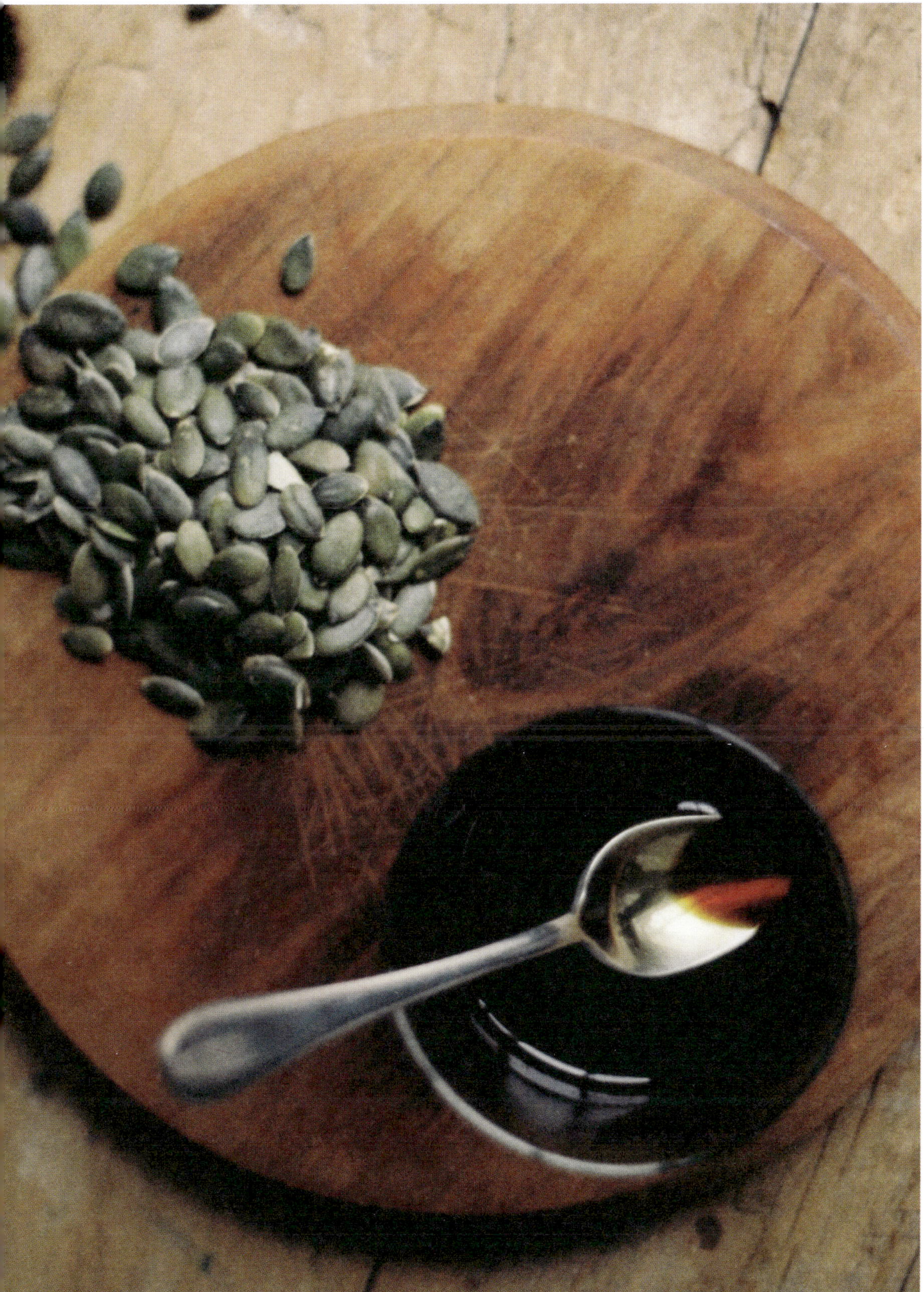

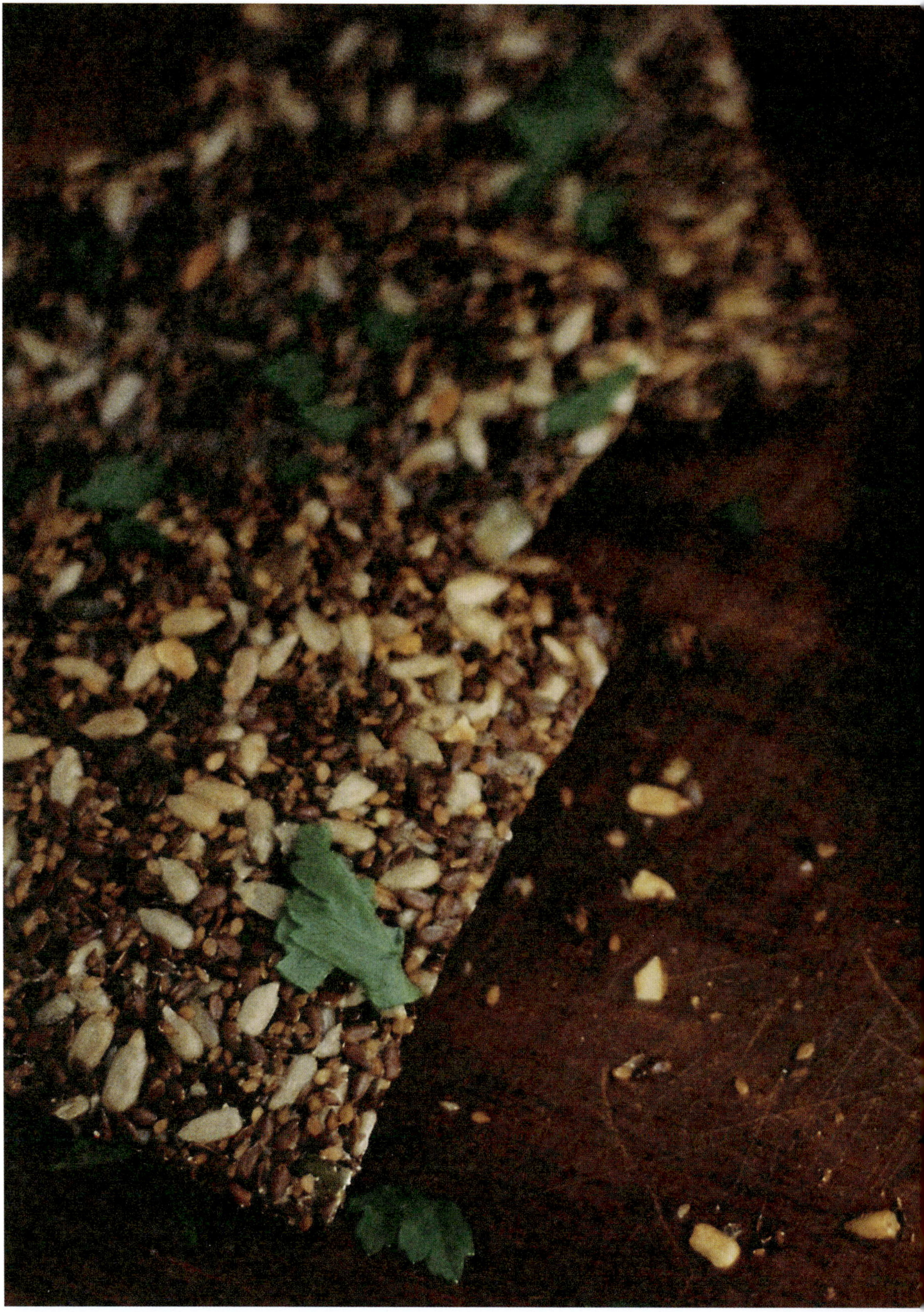

HOUMOUS & CO

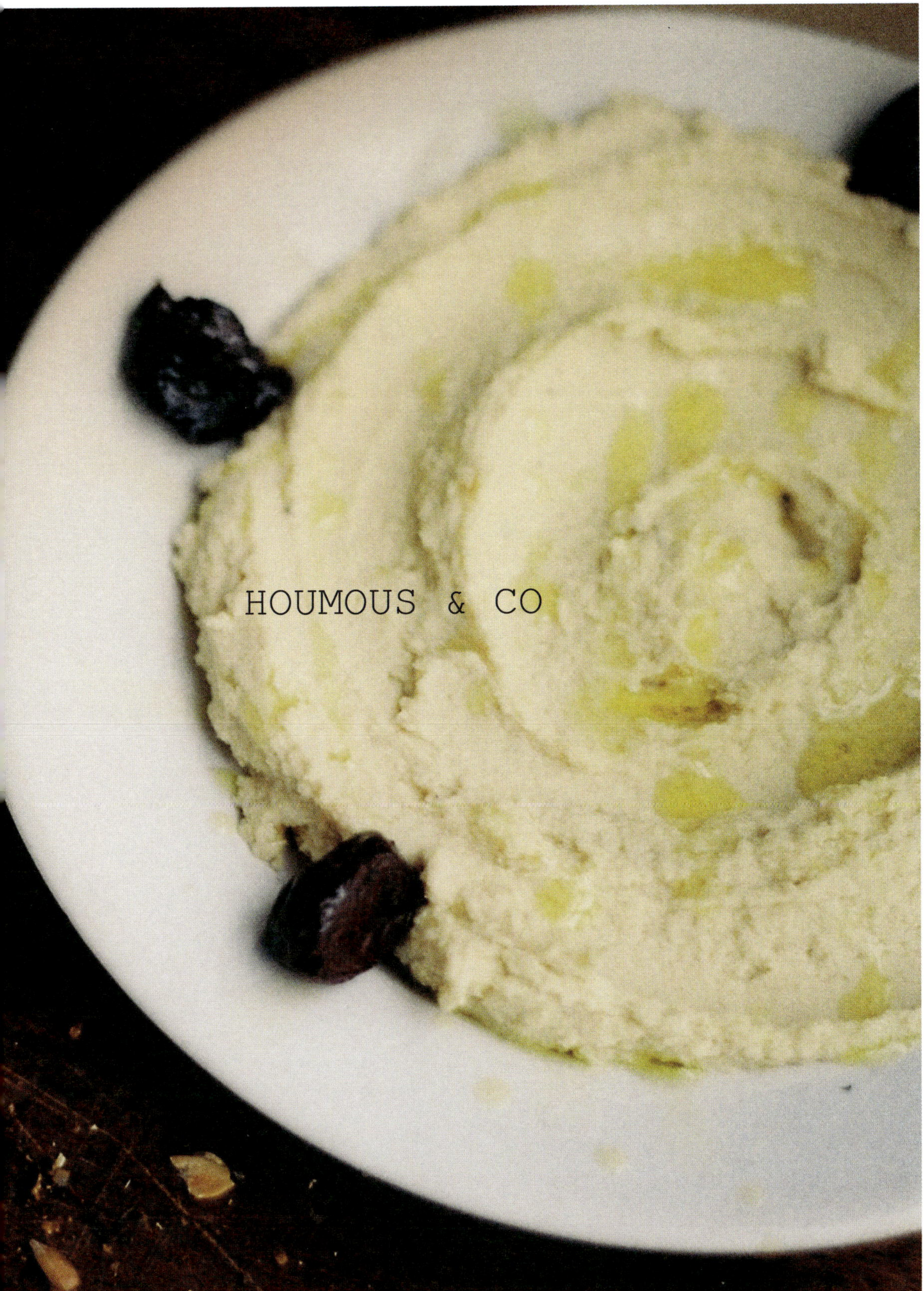

HOUMOUS

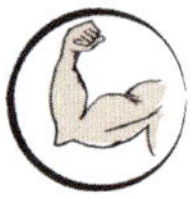

150 g de pois chiches cuits
1 c. à s. de tahini
2 c. à s. de jus de citron fraîchement pressé
1 c. à c. de sel de mer
1 c. à c. de poivre noir du moulin
2 c. à s. d'huile d'olive vierge extra + 1 filet
1 ou 2 c. à s. d'eau
1 poignée de feuilles de coriandre fraîches
1 pincée de poivre de Cayenne (facultatif)

Pour 2 personnes en tant que plat principal, sur des crackers ou en salade, ou pour 6 personnes en dip

Rincez les pois chiches et mettez-le dans un robot (ou dans un mixeur manuel) avec les autres ingrédients. Ajoutez un peu d'eau pour obtenir une texture onctueuse.

Servez arrosé d'un filet d'huile d'olive.

Faire cuire les pois chiches
Vous obtiendrez un meilleur houmous en faisant cuire des pois chiches secs. Je les laisse toujours tremper une nuit dans deux fois leur volume d'eau (pour 150 g de pois chiches, je recouvre de 300 ml d'eau) et j'ajoute 1 c. à c. de poudre à lever. Le lendemain, je rince les pois chiches et je les fais cuire dans de l'eau salée pendant 30 minutes, jusqu'à ce qu'ils aient ramolli.

Les pois chiches contiennent des flavonoïdes et sont une bonne source de fibres. Le houmous est un dip délicieux que l'on peut déguster à de nombreuses occasions.

SUPER-GUACAMOLE

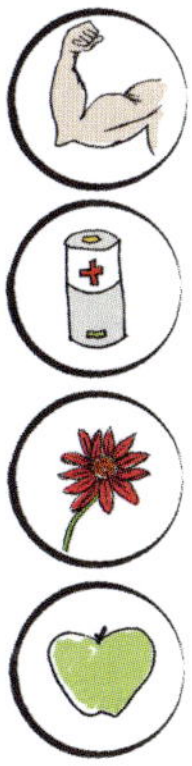

2 avocats
le jus de ½ citron fraîchement pressé
1 c. à c. de spiruline en poudre
1 botte de coriandre fraîche finement ciselée (réservez quelques feuilles pour la décoration)
sel et poivre noir du moulin

La spiruline est riche en protéines, en chlorophylle et en minéraux essentiels. Elle améliore la valeur nutritionnelle de votre repas. Utilisez-la toujours crue, car la chaleur détruit ses vitamines et ses minéraux.

Pour 2 personnes

Mettez la chair des avocats, le jus de citron, la spiruline en poudre (réservez une petite partie pour saupoudrer) ainsi que la coriandre dans un bol. Écrasez le tout à l'aide d'une fourchette et assaisonnez.

Servez avec des feuilles de coriandre et saupoudrez avec la spiruline restante.

TARTINADE DE FETA AUX TOMATES & AU BASILIC

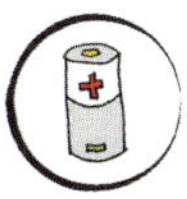

5 tomates séchées coupées en petits morceaux
150 g de feta
3 c. à s. de jus de citron fraîchement pressé
1 pincée de sel
poivre noir du moulin
5 feuilles de basilic frais hachées
2 c. à s. d'huile d'olive vierge extra

Pour 1 petit bol

Mettez tous les ingrédients dans un bol et écrasez à l'aide d'une fourchette, jusqu'à obtention de la texture désirée.

Vous servirez cette tartinade en accompagnement d'une salade ou sur du pain.

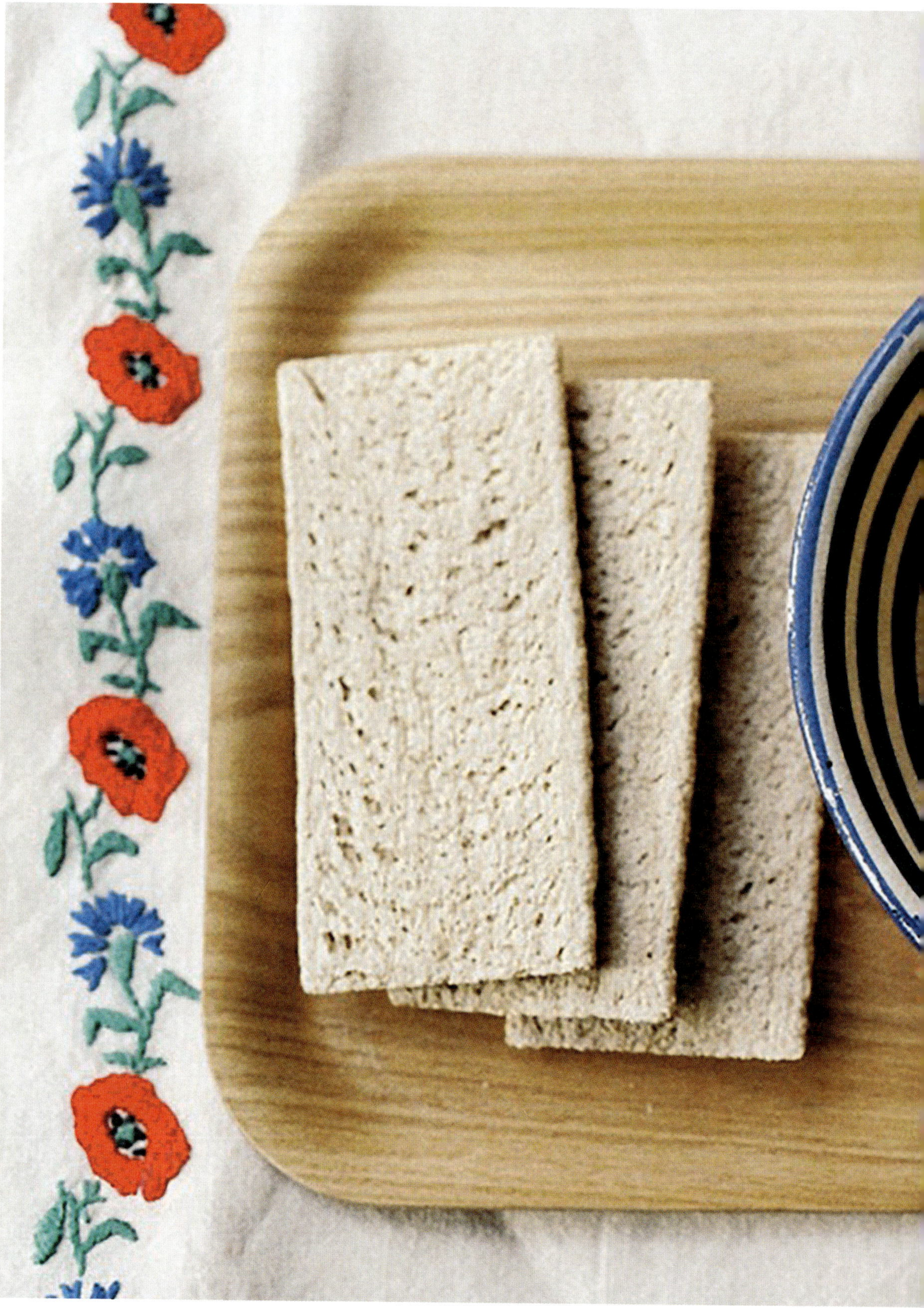

Tartinade aux haricots épicés

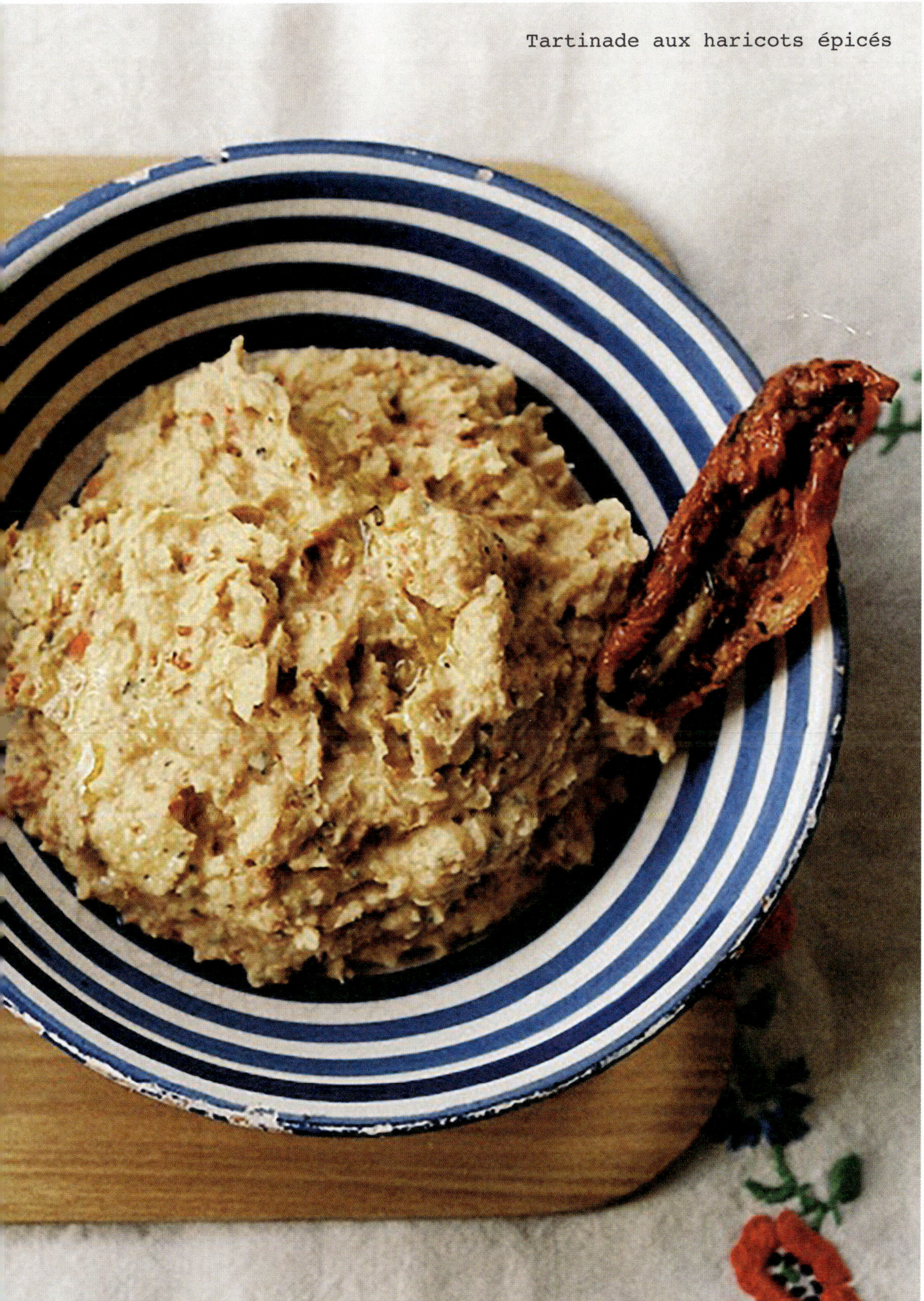

TARTINADE AUX HARICOTS ÉPICÉS

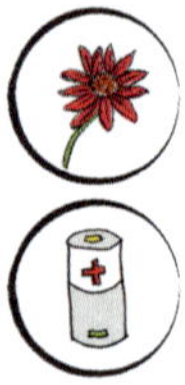

250 g de haricots blancs
6 tomates séchées
3 c. à s. d'huile d'olive vierge extra
2 c. à c. de feuilles d'origan ciselées
1 pincée de piment fort en poudre
2 c. à c. de cumin moulu
le jus de ½ citron
sel et poivre noir du moulin

Pour 1 bol de taille moyenne

Mixez tous les ingrédients dans un robot, jusqu'à obtention d'une texture crémeuse.

Cette recette sera parfaite dans des tacos. Servez avec du guacamole, de la sauce salsa et de la salade.

Utilisez des haricots noirs au lieu des haricots blancs, pour apporter une saveur mexicaine à votre tartinade.

TARTINADE À LA FETA, GINGEMBRE & MENTHE

1 bouquet de roquette
2 c. à s. de jus de citron fraîchement pressé
1 pincée de sel
150 g de feta
2 c. à s. d'huile d'olive vierge extra
2 c. à s. de yaourt au lait de chèvre (facultatif)
1 cm de gingembre frais, finement râpé
poivre noir du moulin
5 feuilles de menthe fraîche

Pour 1 petit bol

Mélangez la roquette avec le jus de citron et le sel dans un bol. Laissez mariner pendant que vous mixez la feta et l'huile d'olive dans un robot. Ajoutez le yaourt si vous souhaitez obtenir une texture plus crémeuse.

Incorporez les ingrédients restants et mixez le tout jusqu'à obtention de la consistance souhaitée.

GOMASIO À MA FAÇON

3 c. à s. de graines de sésame (blanches ou noires, selon votre envie)
1 c. à s. de graines de courge
2 feuilles d'algue nori séchées
1 c. à c. de sel

Pour 1 petit pot

Préchauffez le four à 175 °C (th. 5-6). Étalez les graines de sésame et les graines de courge sur une plaque de cuisson et enfournez pour 10 minutes. Laissez refroidir.

Cassez l'algue nori en petits morceaux et mixez-la au robot jusqu'à obtention d'une texture fine et poudreuse. (Vous pouvez également utiliser un pilon et un mortier pour moudre les feuilles de nori aussi finement que possible.)

Ajoutez les graines grillées et le sel : mixez en mode « Pulse » : tous les ingrédients doivent être bien amalgamés et finement concassés.

SUPER-VINAIGRETTE FACILE

2 c. à s. d'huile d'olive vierge extra
1 c. à s. de vinaigre de cidre
1 c. à s. de jus de citron
1 pincée de sel aux herbes
1 pincée de poivre noir
1 cm de rhizome de curcuma frais, pelé et finement râpé (attention, le curcuma tache !)

Pour 1 personne

Mélangez tous les ingrédients dans une tasse à l'aide d'un fouet ou d'une fourchette. Versez dans votre salade, ou servez à part, dans un petit bol.

SALADES COPIEUSES, LÉGUMES & GRAINES

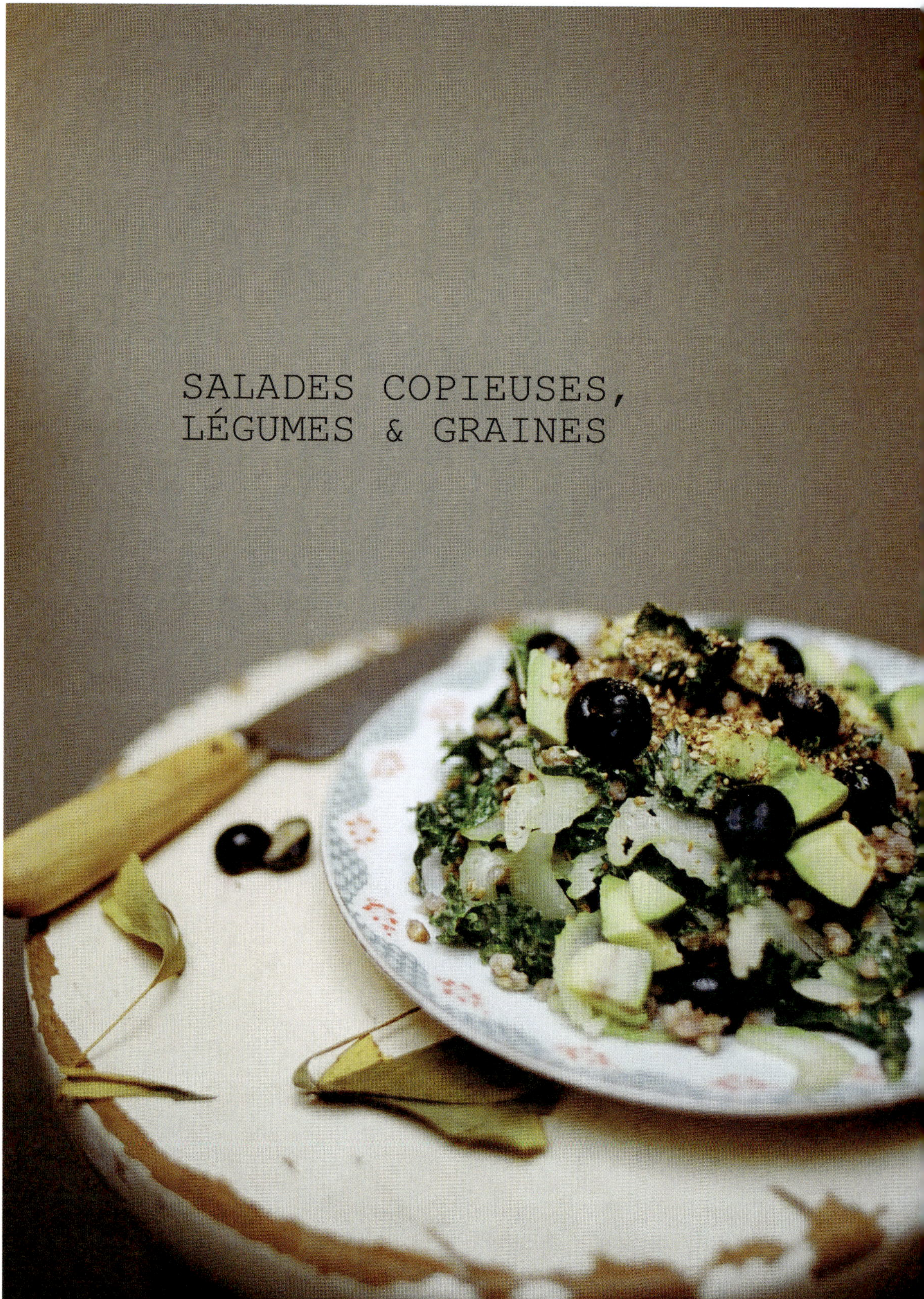

TABOULÉ AU SARRASIN, CHOU KALE & MYRTILLES

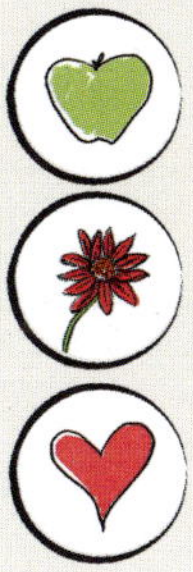

1 c. à s. d'huile de coco extra-vierge
100 g de gruau de sarrasin
1 pincée de sel
300 ml d'eau
100 g de chou kale coupé en petits morceaux
1 avocat
100 g de myrtilles
4 branches de céleri finement émincées
25 g de graines de sésame blanches

Pour la sauce :
3 c. à s. d'huile d'olive vierge extra
le zeste et le jus de 1 citron
1 c. à c. de beurre d'amandes
sel et poivre noir du moulin

Pour 2 à 3 personnes

Faites chauffer l'huile de coco dans une casserole. Ajoutez le gruau de sarrasin et faites-le revenir jusqu'à ce qu'il soit doré. Versez l'eau et le sel, portez à ébullition : laissez mijoter pendant 10 à 15 minutes, jusqu'à ce que le gruau soit cuit comme vous l'aimez – personnellement je le préfère *al dente*.

Pendant ce temps préparez la sauce en mélangeant tous les ingrédients dans un saladier. Ajoutez le chou kale – veillez à ce qu'il soit bien enrobé de sauce.

Coupez la chair de l'avocat en petits cubes. Placez-les dans le saladier, ainsi que les myrtilles, le céleri et le gruau de sarrasin. Parsemez le tout de graines de sésame.

Le sarrasin est riche en protéines et en vitamines.

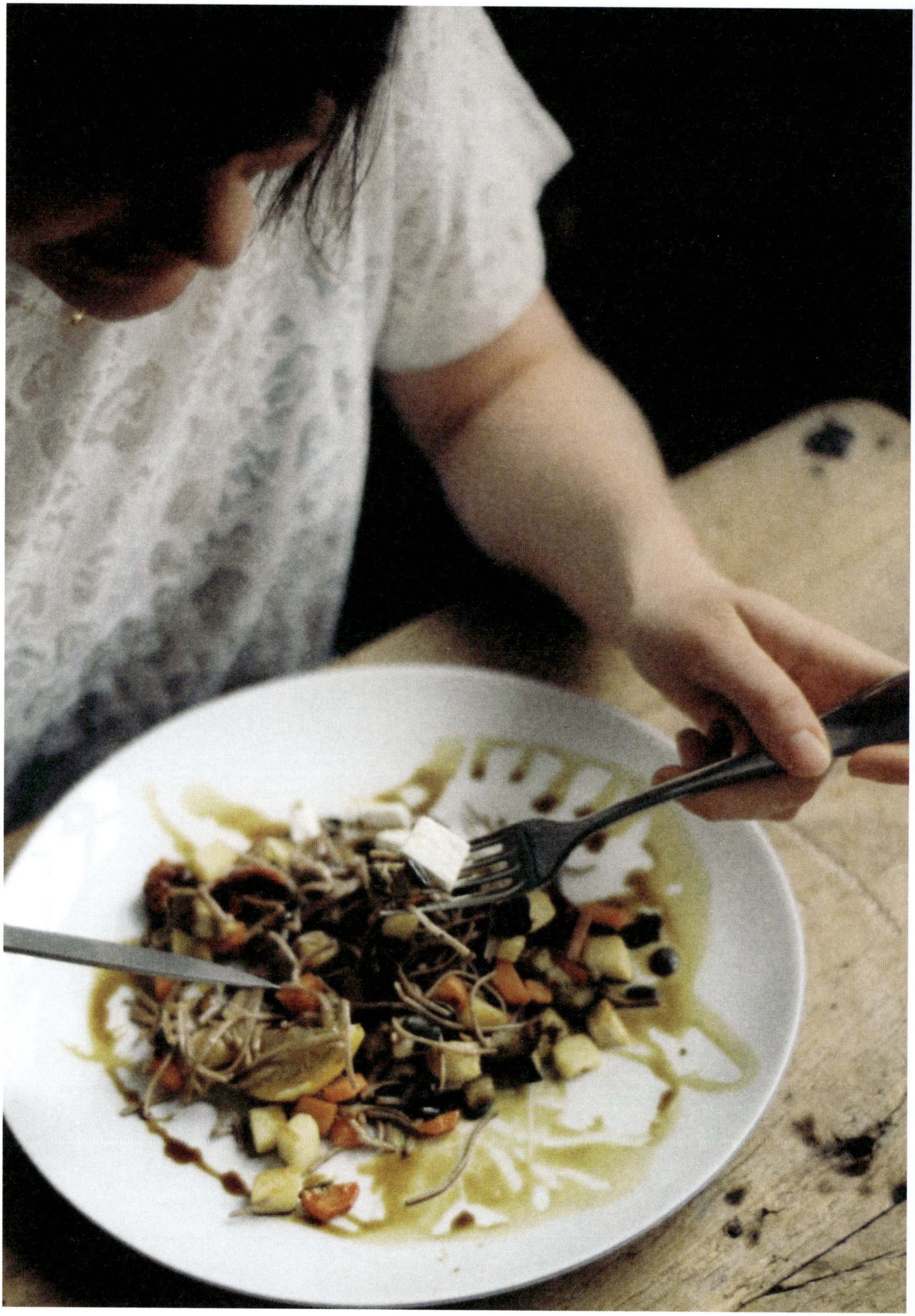

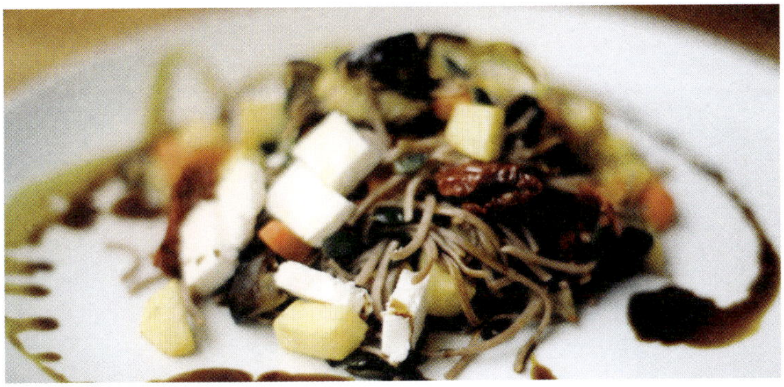

SALADE DE NOUILLES SOBA, LÉGUMES GRILLÉS & GRAINES DE COURGE

1 paquet de nouilles soba
½ courge butternut coupée en petits dés
2 carottes coupées en petits dés
½ aubergine coupée en petits dés
35 g de graines de courge
1 cm de gingembre frais finement râpé
1 botte de coriandre fraîche lavée
1 ou 2 c. à s. d'huile de pépins de courge
huile de coco extra-vierge
sel et poivre noir du moulin

Pour 2 personnes

Préchauffez le four à 175 °C (th. 5-6).

Faites cuire les nouilles suivant les instructions figurant sur l'emballage. Égouttez-les et réservez-les. Placez les légumes sur une plaque de cuisson avec les graines de courge, ajoutez l'huile de coco, parsemez de sel, de poivre et de gingembre râpé. Mélangez soigneusement – idéalement avec vos mains – jusqu'à ce que les légumes soient recouverts d'huile et d'assaisonnement. Enfournez-les pour 30 minutes – ils doivent être dorés.

Quand les légumes sont cuits, ajoutez les nouilles et mélangez le tout. Enfournez de nouveau pour 10 minutes afin de réchauffer les nouilles. Incorporez les feuilles de coriandre dans la salade et servez-la arrosée d'un filet d'huile de pépins de courge. (Vous pouvez même ajouter des tomates séchées et un peu de feta, pour une préparation encore plus goûteuse.)

Le gingembre, épice savoureuse, favorise la digestion et renforce le système immunitaire.

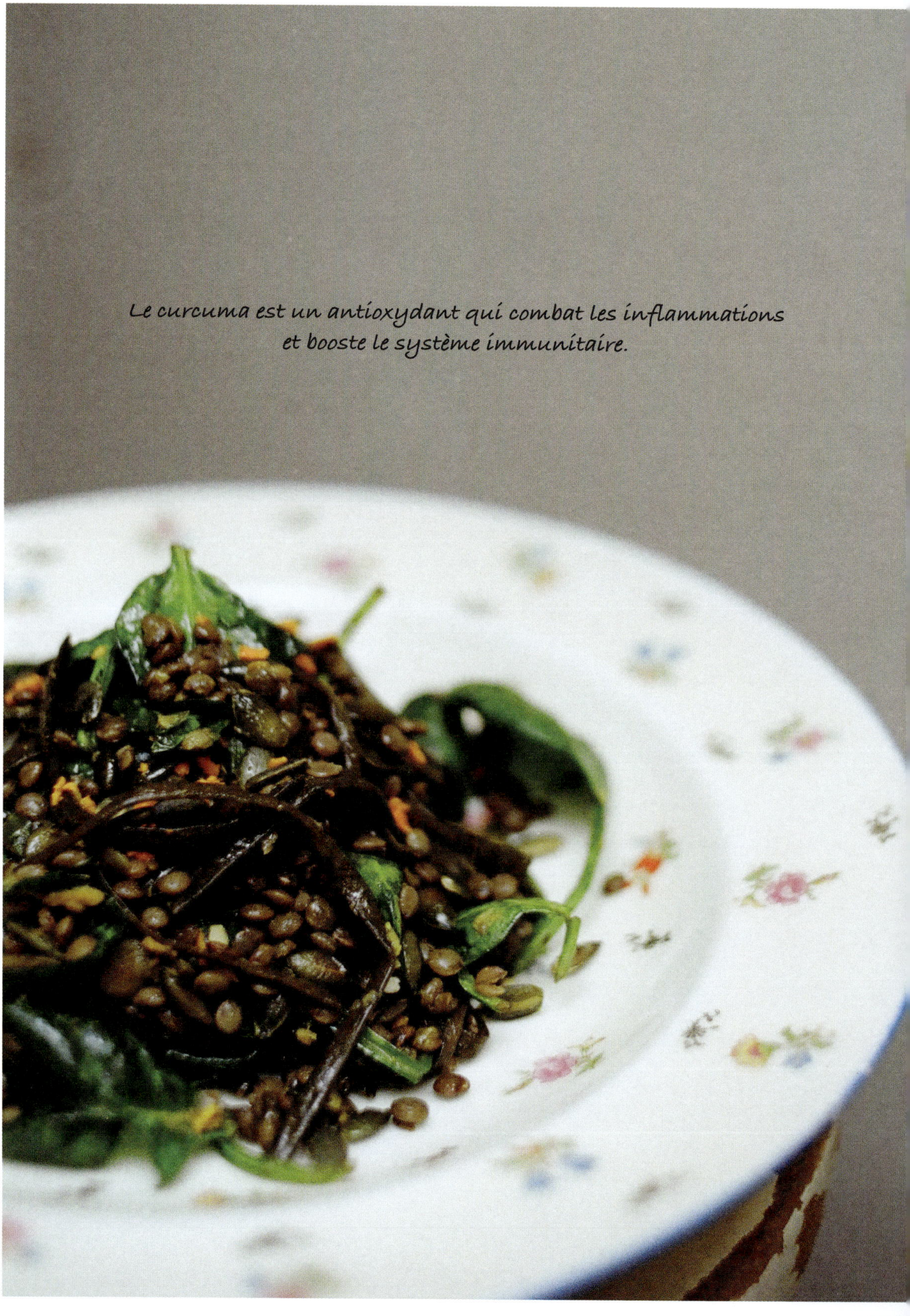

Le curcuma est un antioxydant qui combat les inflammations et booste le système immunitaire.

SALADE DE LENTILLES AUX ALGUES & AU CURCUMA

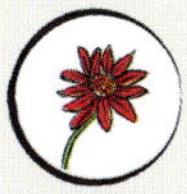
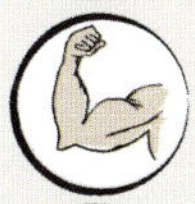
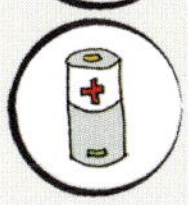

150 g de lentilles vertes

1 à 2 cm de rhizome de curcuma frais, pelé et finement râpé (attention, le curcuma tache !)

2 c. à s. d'huile d'olive vierge extra

le zeste et le jus de 1 citron vert (environ 2 c. à s. de jus)

100 g de pousses d'épinards émincées

1 avocat

30 g de graines de courge

20 g de spaghettis de mer (également appelés haricots de mer)

persil frais, pour la garniture

sel et poivre noir du moulin

Pour 2 personnes

Mettez 300 ml d'eau dans une casserole et portez à ébullition. Ajoutez les lentilles ainsi qu'une pincée de sel. Faites cuire à feu doux pendant environ 20 minutes. Rincez à l'eau froide et réservez.

Mettez le curcuma râpé dans un bol. Mélangez-le avec l'huile d'olive, le zeste et le jus du citron vert et les épinards ; salez, poivrez. Coupez la chair de l'avocat en petits dés et ajoutez-les dans le bol ainsi que les lentilles, les graines de courge et les spaghettis de la mer.

Servez parsemé de persil.

TABOULÉ D'AVOINE À LA SAUCE TAHINI

1 c. à s. d'huile de coco extra-vierge
1 échalote finement émincée
150 g de gruau d'avoine
300 ml d'eau
1 poignée de cranberries (canneberges) séchées
50 g de légumes feuilles frais de saison (épinards, roquette…)
5 feuilles de sauge fraîches grossièrement coupées
persil plat, pour la garniture

Sauce :
2 c. à s. d'huile d'olive vierge extra
1 c. à s. de tahini blanc
2 c. à s. de jus de citron fraîchement pressé
sel et poivre noir du moulin

Pour 2 à 3 personnes

Faites chauffer l'huile de coco dans une casserole. Ajoutez l'échalote, le gruau d'avoine et faites dorer. Versez suffisamment d'eau pour recouvrir le gruau, portez à ébullition et laissez mijoter à feu doux – rajoutez de l'eau lorsque cette dernière a été absorbée par l'avoine, comme pour un risotto. Remuez et faites cuire, toujours à feu doux, pendant environ 30 minutes. Le gruau doit être très légèrement croquant.

Pendant ce temps préparez la sauce : mettez tous les ingrédients dans un saladier et mélangez à l'aide d'une fourchette.

Versez le taboulé d'avoine dans la sauce. Parsemez de canneberges séchées, de légumes feuilles, de sauge et de persil.

Le nom scientifique de la sauge est Salvia, qui vient du latin salvere, « sauver ». La sauge, herbe au goût incomparable, possède des propriétés antibactériennes et anti-inflammatoires.

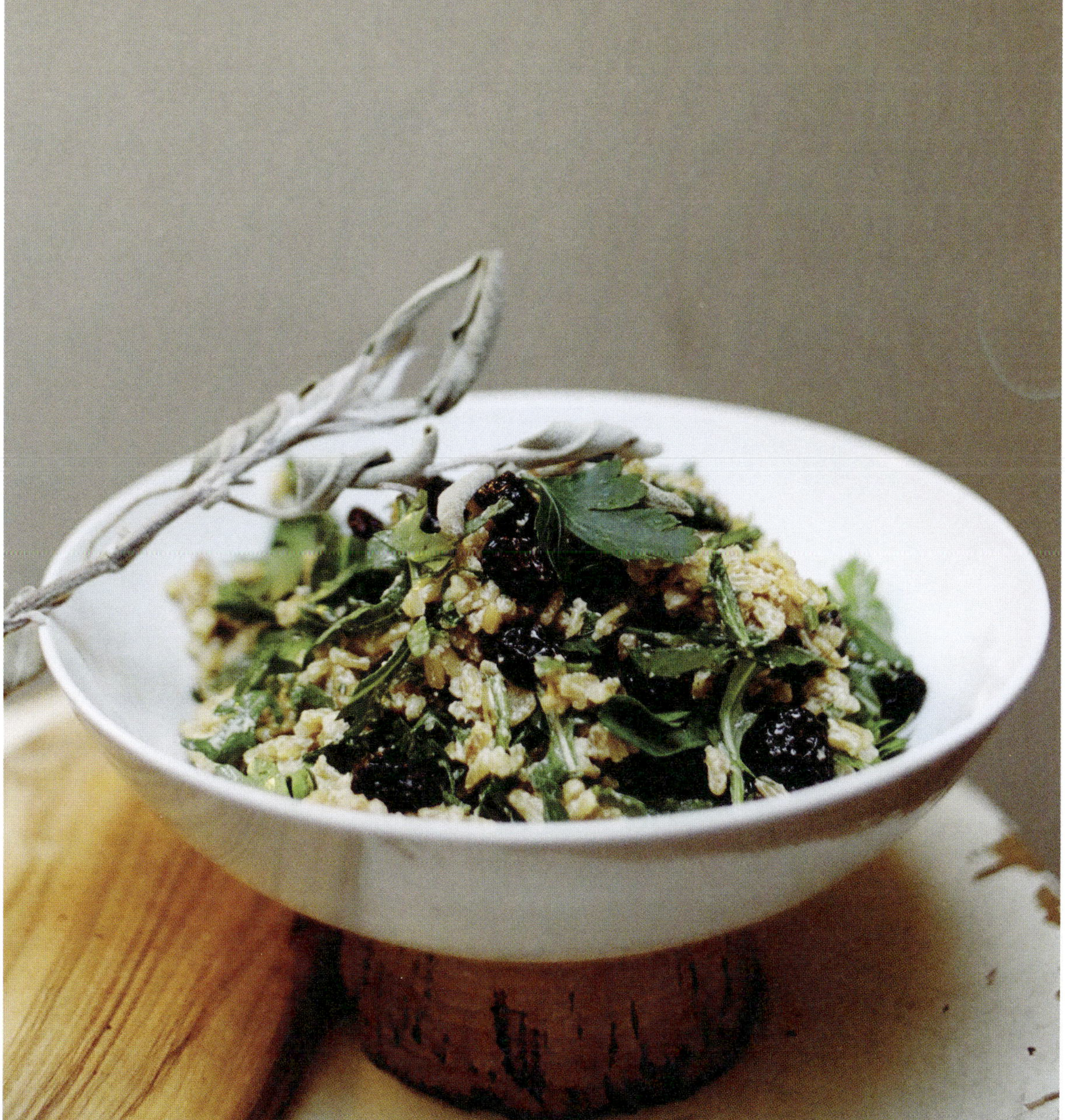

SALADE DE POIS CHICHES, SAUCE MOUTARDE

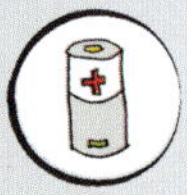

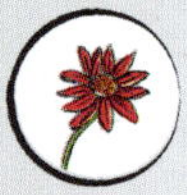

200 g de haricots verts équeutés
30 g de graines de tournesol
1 c. à c. de moutarde de Dijon
2 c. à s. d'huile d'olive vierge extra
le zeste et le jus de ½ citron
250 g de pois chiches secs cuits (voir page 70) ou 2 boîtes de pois chiches de 400 g
1 botte de persil frais ciselé
1 botte de coriandre fraîche ciselée
sel et poivre noir du moulin

Pour 4 personnes

Portez 1 litre d'eau à ébullition dans une casserole. Ajoutez les haricots verts et faites-les cuire pendant 7 minutes. Rincez-les à l'eau froide, mettez-les dans un saladier et réservez.

Faites dorer les graines de tournesol dans une poêle préalablement chauffée sur feu doux.

Versez la moutarde, l'huile d'olive, le jus et le zeste de citron dans le saladier contenant les haricots verts. Mélangez avec les pois chiches et les trois quarts des graines de tournesol. Assaisonnez.

Incorporez le persil et la coriandre ciselée, parsemez des graines de tournesol restantes et servez.

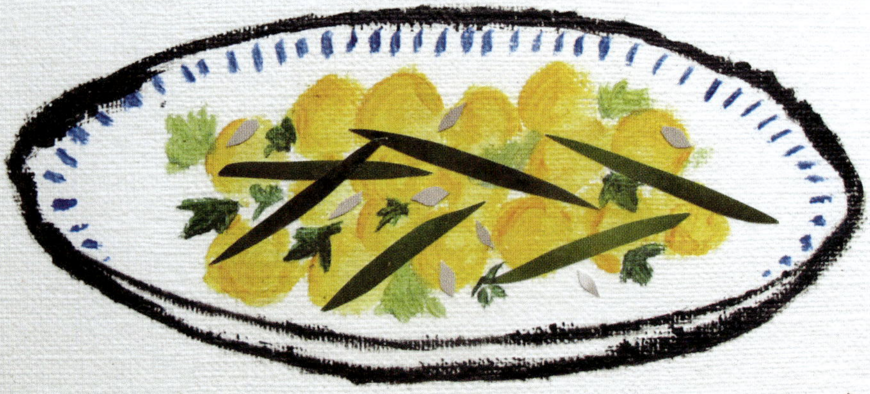

SALADES FRAÎCHES

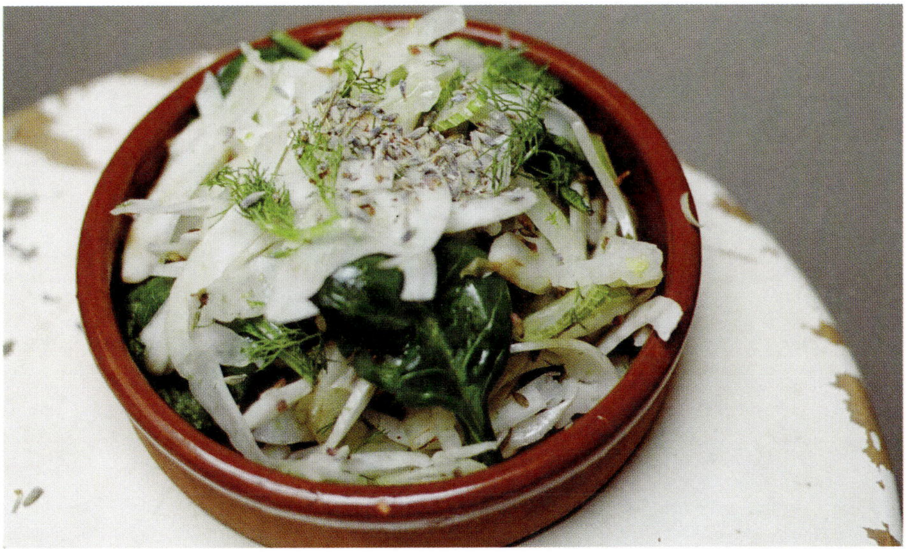

SALADE AU FENOUIL, CITRON & LAVANDE

2 c. à s. d'huile d'olive vierge extra
le zeste et le jus de 1 citron
2 c. à s. de fleurs de lavande séchées
3 bulbes de fenouil finement émincés, de préférence avec une mandoline (voir page 173)
1 poignée de pousses d'épinards
sel et poivre noir du moulin
gomasio, pour servir (voir page 75)

Pour 2 à 4 personnes

Dans un bol, mélangez l'huile d'olive, le jus et le zeste de citron et la lavande. Incorporez le fenouil. Laissez mariner pendant 30 minutes, puis ajoutez les épinards.

Salez, poivrez et servez saupoudré de gomasio.

La lavande contient du limonène, qui stimulerait la détoxication du foie.

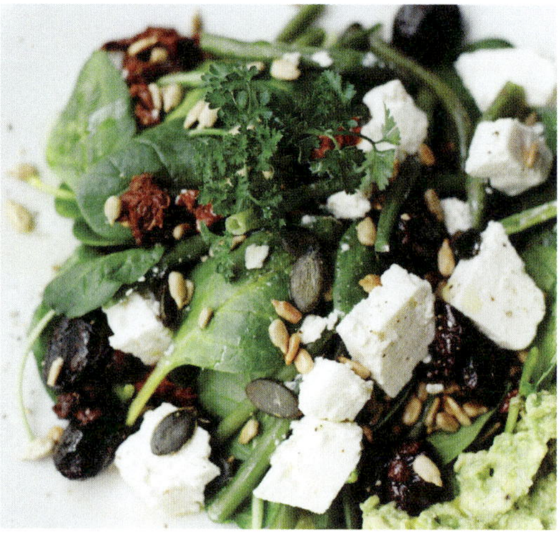

SALADE D'ÉTÉ À LA FETA & AU BASILIC

20 g de graines de tournesol
2 grosses poignées de feuilles de salade de saison
50 g de tomates séchées coupées en petits morceaux
1 avocat
150 g de feta
50 g d'olives (vertes ou noires, selon vos goûts)
2 c. à s. d'huile d'olive vierge extra
1 c. à s. de vinaigre de cidre
sel et poivre noir du moulin
feuilles de basilic fraîches, pour la garniture

Pour 2 personnes

Faites griller les graines de tournesol dans une casserole à feu doux, en remuant.

Placez la salade de saison et les tomates sur un plat de service. Coupez la chair de l'avocat en petits cubes et ajoutez-les (ou bien écrasez la chair de l'avocat grossièrement et servez en accompagnement). Coupez la feta en dés (ou écrasez-la avec vos mains), et ajoutez à la salade avec les olives ainsi qu'un filet d'huile d'olive et de vinaigre de cidre. Salez, poivrez.

Garnissez avec les graines de tournesol grillées et les feuilles de basilic et servez. Si le basilic n'est pas de saison, remplacez-le par du persil.

De préférence, dégustez cette salade immédiatement. Toutefois, si vous devez la préparer à l'avance, ajoutez l'avocat uniquement au moment de servir, et arrosez-le de jus de citron pour éviter qu'il brunisse.

Les graines et les feuilles de coriandre sont utilisées depuis la nuit des temps en médecines chinoise et ayurvédique pour stimuler la digestion. Elles sont souvent associées à des graines de cumin, de cardamome, de fenouil ou d'anis.

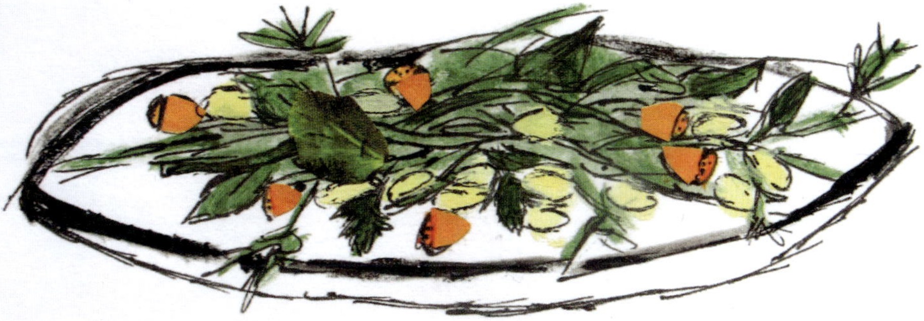

SALADE PRINTANIÈRE AUX COURGETTES & KUMQUATS

le jus de 1 citron

2 c. à s. d'huile d'olive vierge extra

2 courgettes taillées en spaghettis à l'aide d'une mandoline (ou râpées)

100 g de pousses d'épinards

1 botte de persil frais ciselé

7 à 9 kumquats coupés en deux (si ce n'est pas la saison, remplacez-les par une orange taillée en petits cubes)

25 g de graines de tournesol

100 g de haricots blancs cuits suivant les instructions figurant sur l'emballage

1 c. à c. de graines de coriandre moulues

sel et poivre noir du moulin

Pour 2 à 4 personnes

Mettez tous les ingrédients dans un grand saladier, mélangez bien.
Servez comme accompagnement ou en plat principal.

SALADE D'AUTOMNE ROUGE

1 petit céleri-rave pelé

300 g de betterave pelée

1 grenade égrenée (voir page ci-contre)

1 botte de radis finement émincés (vous pouvez réserver les feuilles pour la décoration)

3 c. à s. d'huile d'olive vierge extra

1 c. à s. de vinaigre de cidre

Pour 2 à 4 personnes

Râpez le céleri et la betterave, en commençant par le céleri – il sera ensuite coloré par la betterave rouge.

Mélangez tous les ingrédients.

Servez la salade parsemée de graines et/ou de feuilles de radis.

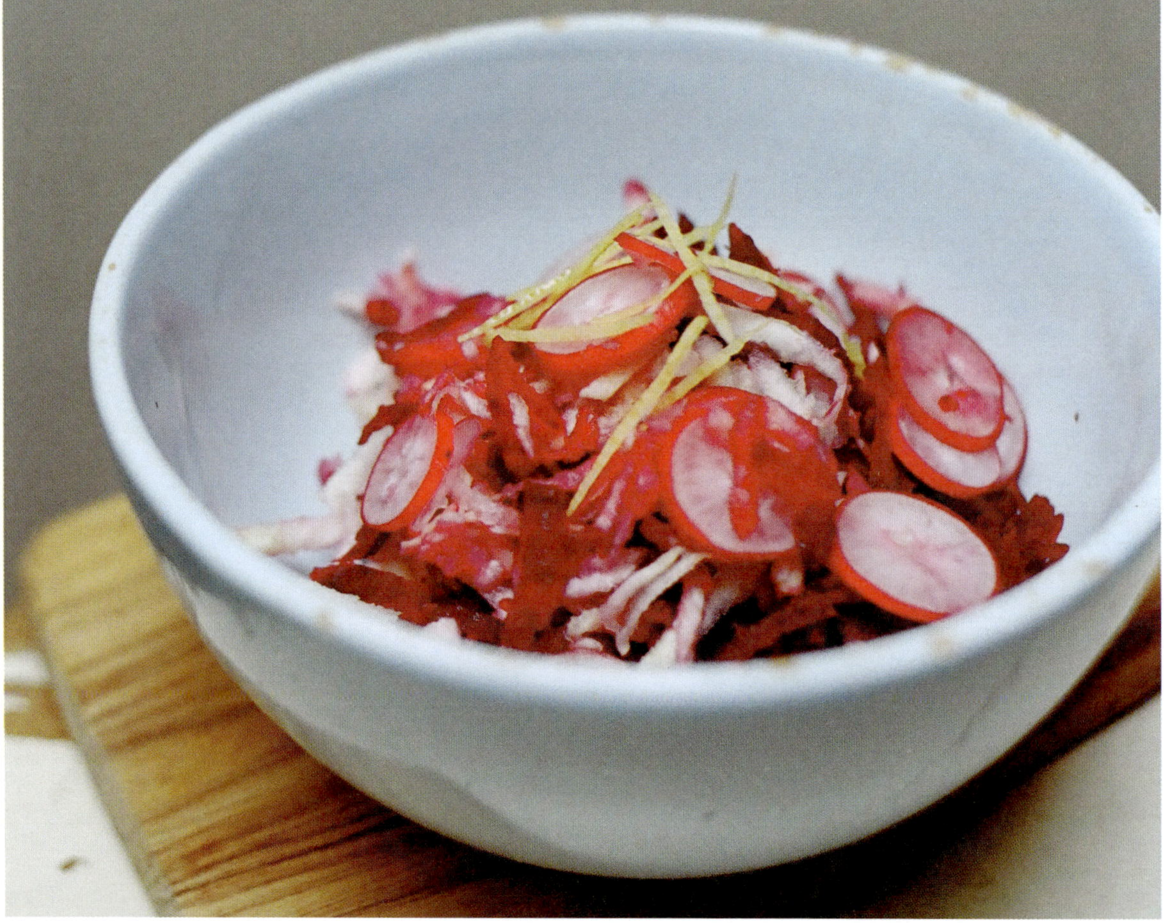

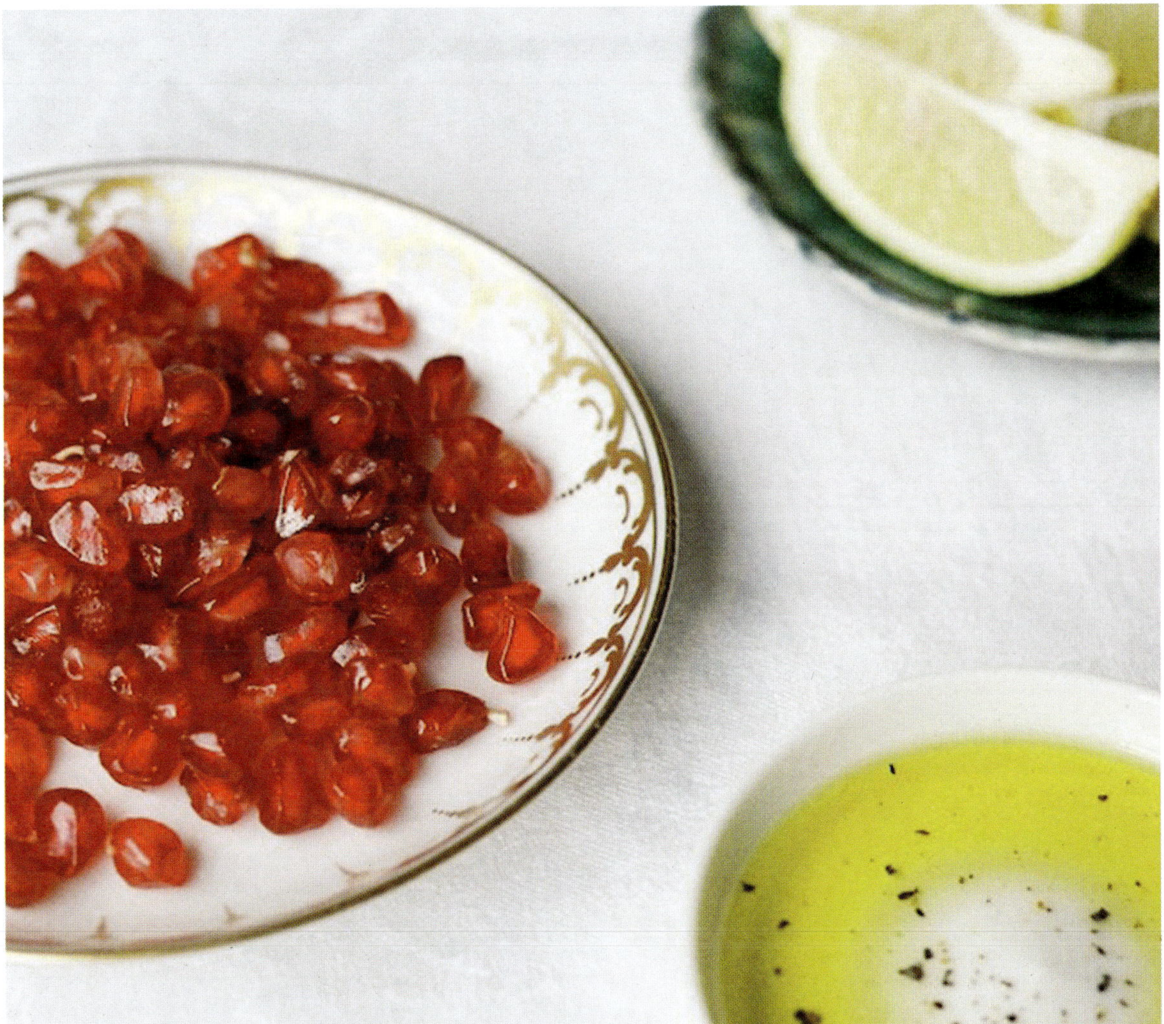

Comment égrener une grenade, proprement et sans effort

- Prenez un récipient deux fois plus grand que la grenade et remplissez-le d'eau.

- Faites rouler la grenade sur une table ou sur une planche à découper avec la paume de votre main, pour que les grains commencent à se détacher.

- Coupez la grenade en deux. Réservez-en une moitié. Plongez une demi-grenade dans l'eau et égrenez-la.

- La peau blanche flottera à la surface tandis que les graines tomberont au fond du bol. Cette opération permettra d'ôter la peau blanche facilement.

- Répétez l'opération avec l'autre demi-grenade. Filtrez les graines en réservant cette eau parfumée pour un usage ultérieur.

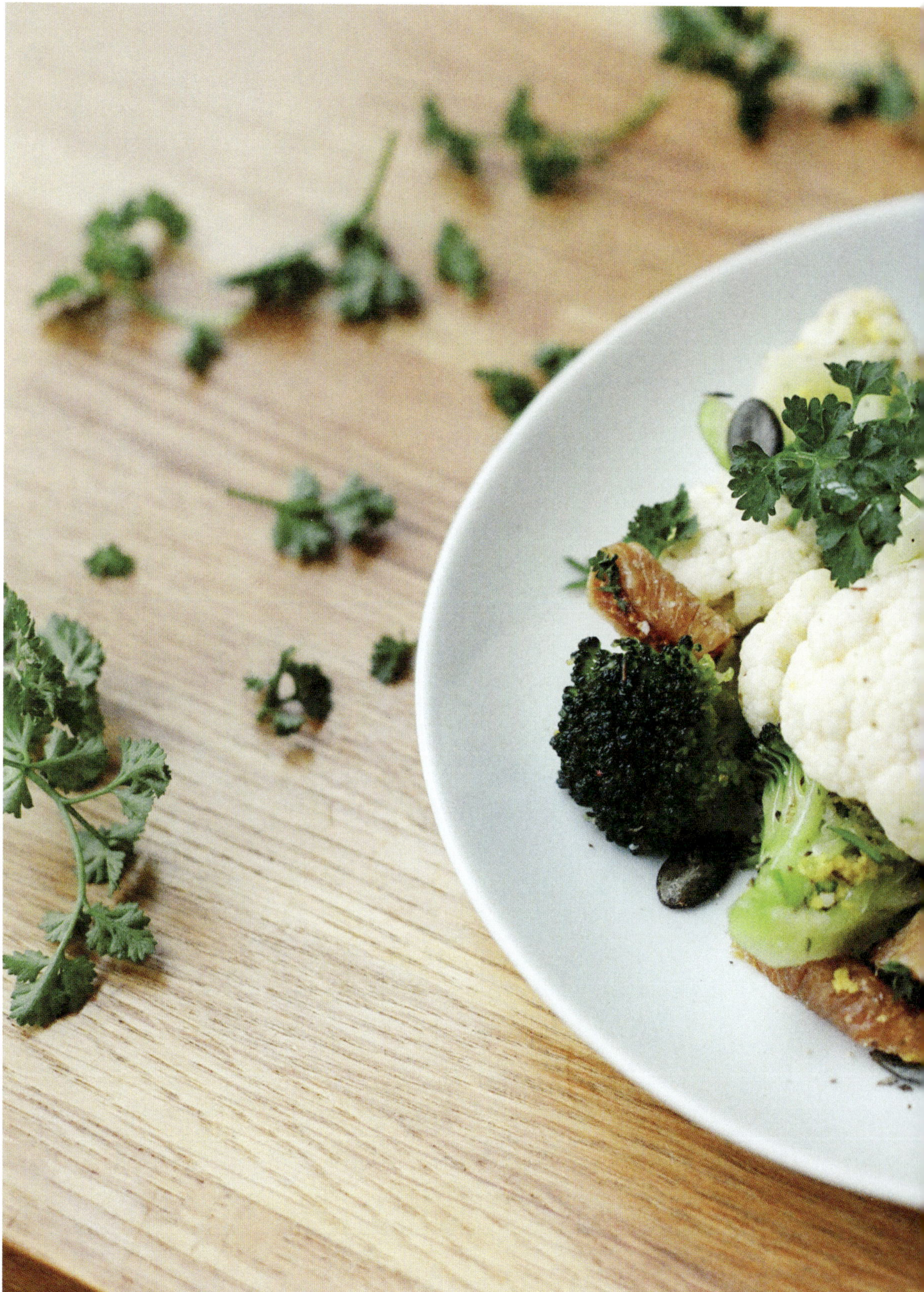

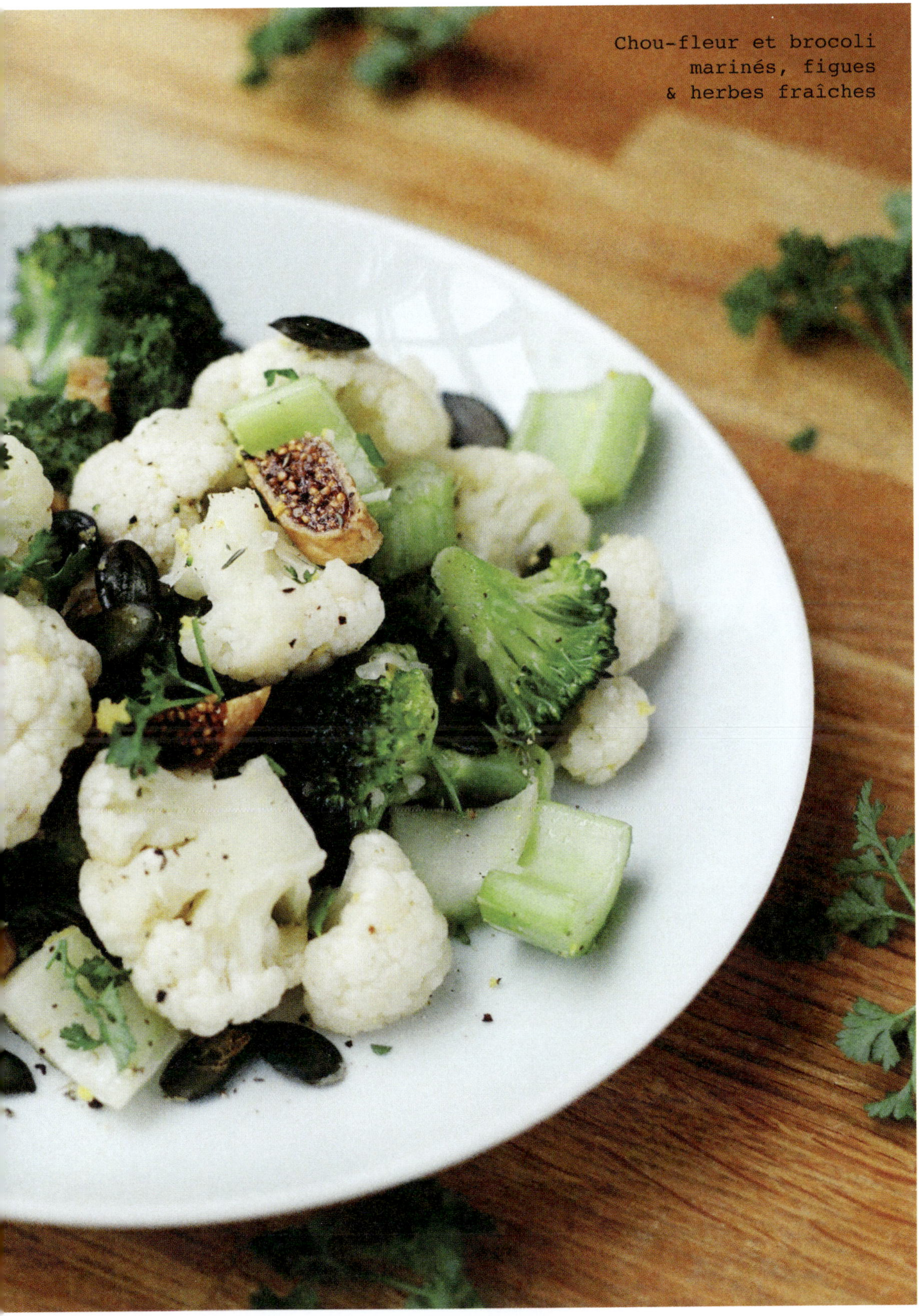

Chou-fleur et brocoli marinés, figues & herbes fraîches

CHOU-FLEUR ET BROCOLI MARINÉS, FIGUES & HERBES FRAÎCHES

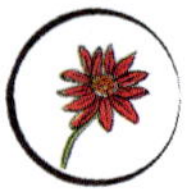

4 c. à s. d'huile d'olive vierge extra
le zeste et le jus de 1 ou 2 citrons
1 c. à c. de tahini
½ c. à c. de cumin moulu
1 cm de gingembre frais râpé
les fleurettes de 1 chou-fleur
les fleurettes de 1 brocoli
20 g de graines de courge
1 bouquet de persil frais
2 branches de céleri coupées en petits morceaux
3 figues fraîches (en saison ; sinon, utilisez des figues séchées) coupées en petits morceaux
sel et poivre noir du moulin

Pour 2 à 4 personnes (tout dépend de la taille du chou-fleur et si la salade est servie en plat principal ou comme accompagnement)

Mettez l'huile d'olive, le jus et le zeste de citron, le tahini, le cumin et le gingembre dans un bol. Battez bien à l'aide d'une fourchette. Incorporez le chou-fleur et le brocoli : mélangez avec vos mains en veillant à ce que toutes les fleurettes soient enrobées de sauce. Laissez mariner dans un bol pendant plusieurs heures.

Préchauffez le four à 150 °C (th. 5).

Étalez les graines de courge sur une plaque de cuisson et faites-les griller au four pendant 10 minutes. Laissez-les refroidir.

Ajoutez les graines de courge, le persil, le céleri et les figues dans la salade. Assaisonnez à votre goût et servez.

Le brocoli, très riche en vitamine C et en magnésium, est excellent pour la santé.

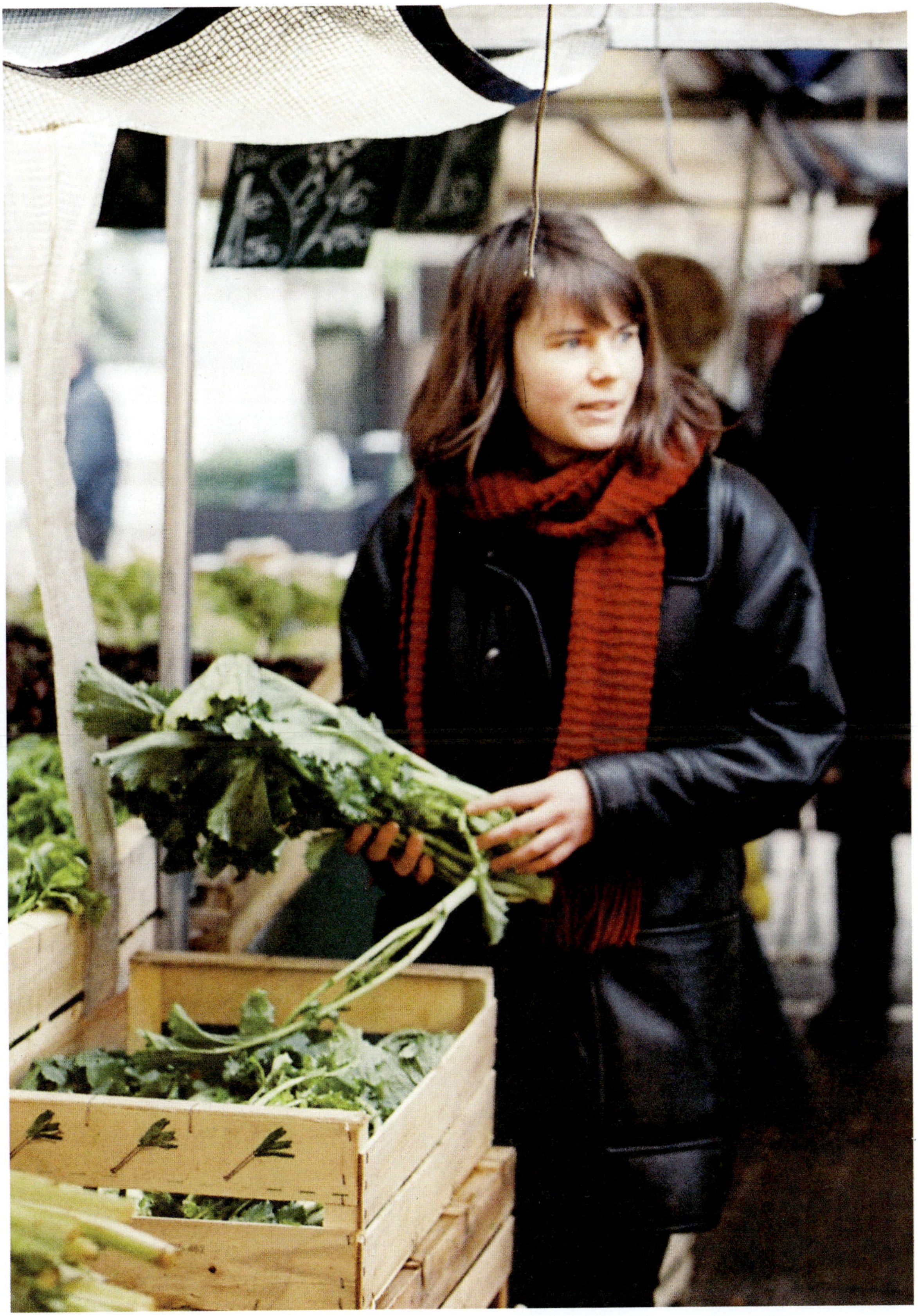

QUICHES & CO

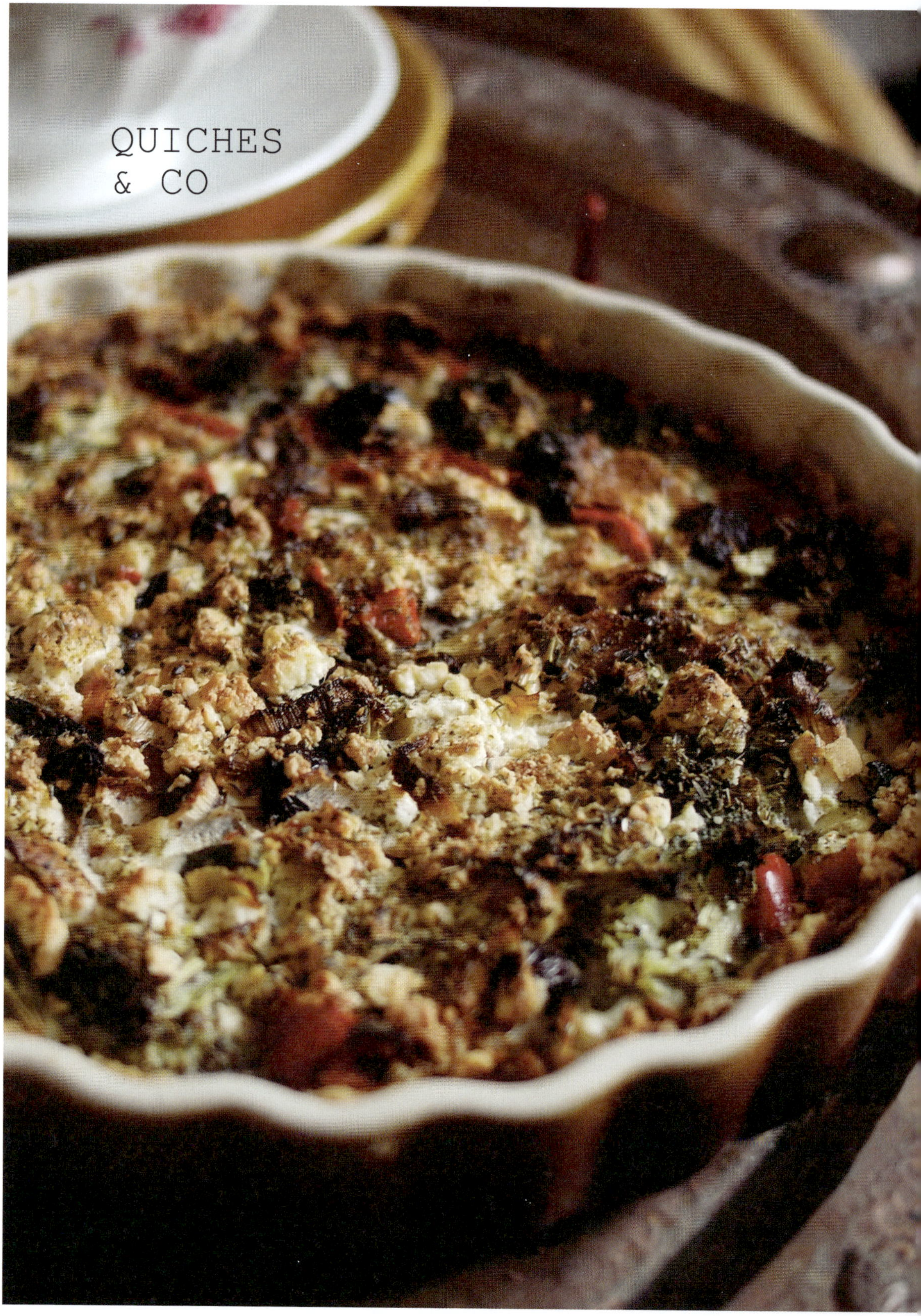

QUICHE VÉGÉTARIENNE SANS GLUTEN

Pâte :

90 g de farine de quinoa

90 g de farine de riz

90 ml d'huile d'olive vierge extra

1 jaune d'œuf (option vegan : 1 c. à s. de bicarbonate de soude mélangée avec 1 c. à s. de vinaigre blanc)

Appareil à quiche :

2 œufs (option vegan : 2 c. à s. de graines de lin, 6 c. à s. d'eau, 1 c. à s. de tahini, 1 c. à s. de psyllium blond bien mélangés)

200 g de lait d'avoine

sel et poivre noir du moulin

1 petite courgette coupée en 2 dans la longueur et émincée

1 poivron rouge égrené et émincé

les fleurettes de ½ brocoli

½ poireau finement émincé

1 c. à s. d'herbes fraîches ciselées (origan, basilic, thym, romarin…)

30 g d'olives noires dénoyautées coupées en deux

70 g de feta émiettée (facultatif)

Cette quiche végétarienne, riche en protéines, est le plat idéal pour votre panier-repas, accompagnée de quelques feuilles de salade. Vous pouvez en varier la composition.

Pour 3 à 4 personnes

Commencez par préparer la pâte. Mettez les farines dans un bol et incorporez les ingrédients humides ainsi que 2 c. à s. d'eau. Mélangez bien. Foncez un moule à tarte avec la pâte à l'aide de vos mains et laissez reposer au réfrigérateur pendant 2 à 4 heures.

Préchauffez le four à 200 °C (th. 6-7). Mettez les œufs et le lait dans un récipient, salez, poivrez et mélangez à l'aide d'un fouet.

Enfournez le fond de tarte pour 10 minutes afin de cuire la pâte à blanc. Sortez le plat du four. Répartissez les légumes, les herbes, les olives et la feta (réservez-en une poignée) sur la pâte. Versez le mélange œufs-lait jusqu'à ce que tous les ingrédients soient recouverts. Parsemez de la feta restante.

Faites cuire au milieu du four pendant 50 minutes à 1 heure, jusqu'à ce que l'appareil à quiche soit suffisamment compact.

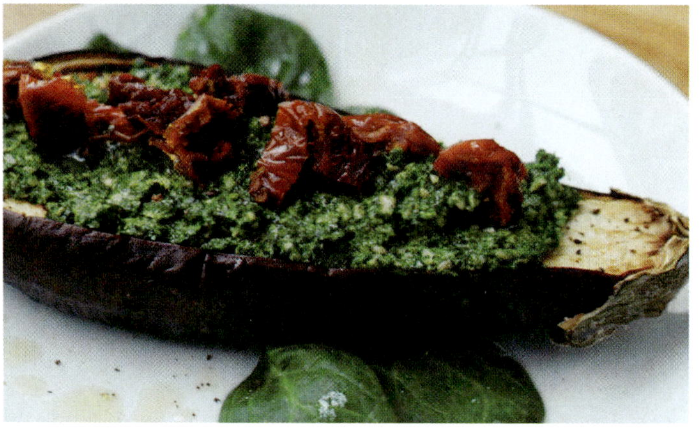

AUBERGINE GRILLÉE AU PESTO DE FEUILLES VERTES

1 aubergine coupée en 2 dans la longueur
huile d'olive vierge extra ou huile de coco
sel et poivre noir du moulin

Topping :
pesto de feuilles vertes fraîches (voir page 64)
tomates séchées

Pour 1 à 2 personnes

Préchauffez le four à 180 °C (th. 6).

Prenez les demi-aubergines et incisez la chair à l'aide d'un couteau pour former un quadrillage. Mettez-les sur une plaque de cuisson et arrosez-les d'huile d'olive. Faites-la bien pénétrer en massant la chair à l'aide de vos mains. Salez, poivrez et enfournez pour environ 30 minutes, jusqu'à ce que l'aubergine soit cuite.

Tartinez les demi-aubergines avec du pesto aux feuilles vertes fraîches, répartissez des tomates séchées sur le dessus et servez. Ce plat est parfait en entrée ou comme accompagnement, et peut être adapté pour faire des amuse-bouches : quand les aubergines sortent du four, coupez-les en lamelles de 1 cm, recouvrez-les de pesto et d'herbes fraîches, plantez-y une pique en bois et servez à vos invités.

Variante :
Après 30 minutes, sortez l'aubergine du four, ajoutez de la purée de tomates et du fromage de chèvre et enfournez de nouveau pour 7 minutes. Ensuite, ajoutez le pesto et les tomates séchées.

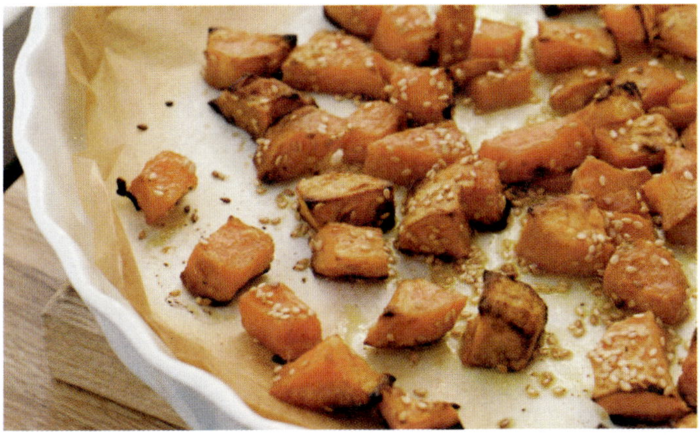

PATATE DOUCE, ZESTE DE CITRON & GRAINES DE SÉSAME

1 patate douce de taille moyenne coupée en petits cubes
1 c. à s. d'huile de coco extra-vierge
1 pincée de sel
1 pincée de poivre de Cayenne
2 c. à c. de graines de sésame
le zeste de 1 citron

Pour 2 personnes

Préchauffez le four à 175 °C (th. 5-6).

Mettez les cubes de patate douce dans un plat allant au four et arrosez-les d'huile de coco (si l'huile est solidifiée, placez-la entre vos mains pour la ramollir et malaxez les cubes).

Salez, poivrez et parsemez de graines de sésame. Enfournez pour 30 à 40 minutes, jusqu'à ce que les patates soient cuites.

À la sortie du four, parsemez les patates douces de zeste de citron.

Servez ce plat chaud ou froid, avec vos légumes préférés. Essayez accompagné d'algues ou d'une salade verte.

Les patates douces sont riches en bêtacarotène, un antioxydant qui prévient la détérioration cellulaire et stimule le système immunitaire.

PIZZA VÉGÉTARIENNE SANS GLUTEN

Pâte :
90 g d'huile d'olive vierge extra
120 g de farine de sarrasin
120 g de farine de maïs
60 g de farine de riz
300 ml d'eau chaude
¾ de c. à c. de sel
herbes et épices de votre choix

Sauce tomate :
60 g de purée de tomates
1 c. à s. de basilic frais ciselé
1 c. à s. d'origan frais ciselé
sel et poivre noir fraîchement moulu

Garniture :
1 poivron rouge égrené et émincé
½ poireau finement émincé
½ aubergine émincée
½ courgette émincée
25 g d'olives noires dénoyautées coupées en 2
70 g de feta coupée en cubes

Pour 2 à 4 personnes

Préchauffez le four à 200 °C (th 6-7).

Préparez la pâte : dans un bol, mélangez l'huile et 60 g de farine de sarrasin. Incorporez les farines restantes et l'eau chaude. Ajoutez ensuite le sel, les herbes et les épices.

Pétrissez la pâte et étalez-la sur la plaque du four à l'aide de vos mains. Faites-la cuire à blanc pendant 10 minutes.

Pendant ce temps, préparez la sauce tomate : mettez la purée de tomates, les herbes et l'assaisonnement dans une petite casserole, tout d'abord à feu doux, puis portez à ébullition sans cesser de remuer. Étalez sur la pâte à pizza, ajoutez les légumes, les olives et la feta. Enfournez pour 35 minutes au milieu du four.

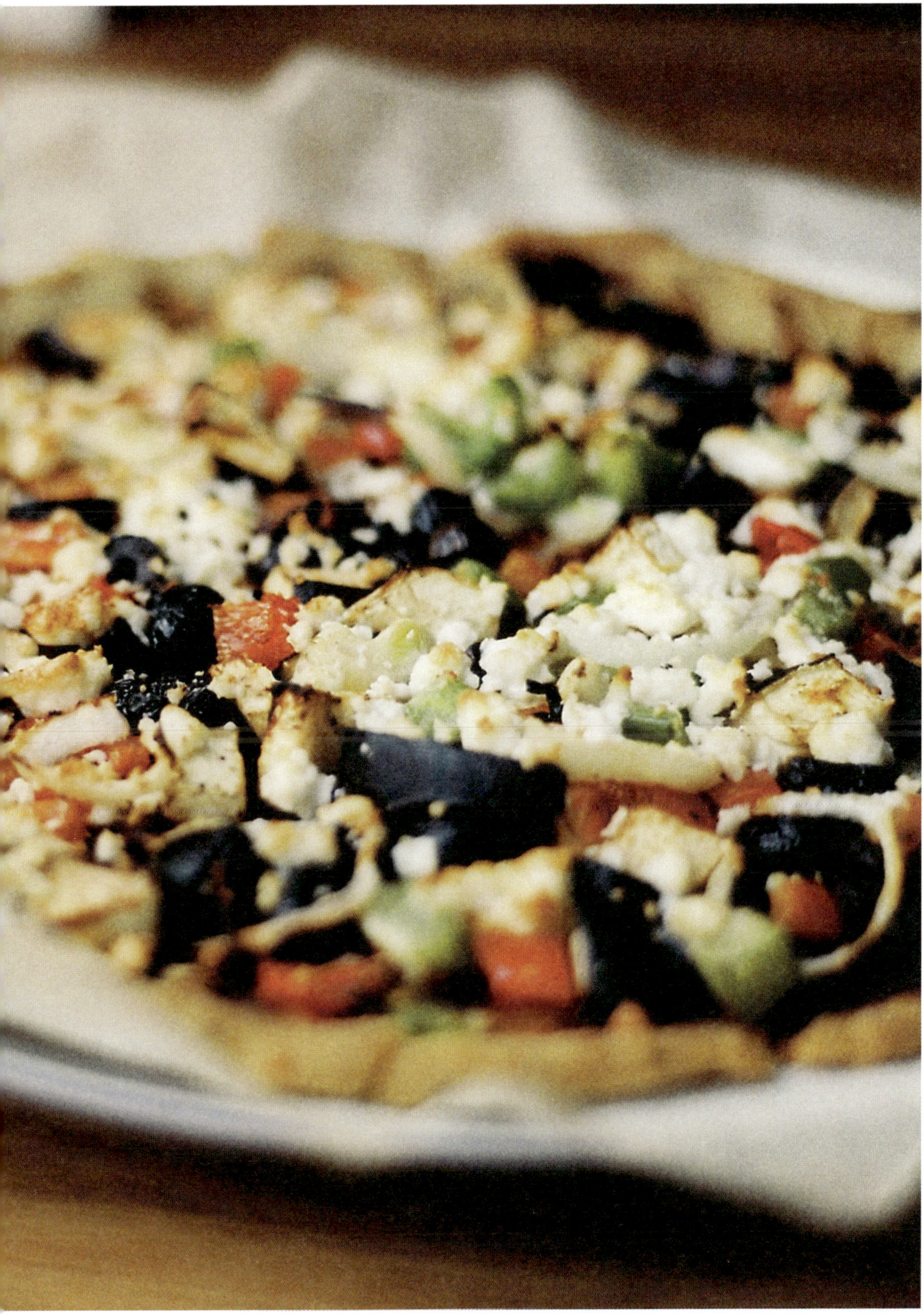

Quand j'organisais des événements culinaires dans une épicerie fine à Stockholm, je faisais appel à un chef qui réalisait des sushis d'exception. Je lui avais suggéré d'en confectionner avec du riz complet : j'étais convaincue que ce serait aussi bon qu'un sushi standard et plus intéressant d'un point de vue nutritionnel. J'ai fini par le faire moi-même, et voici le résultat…

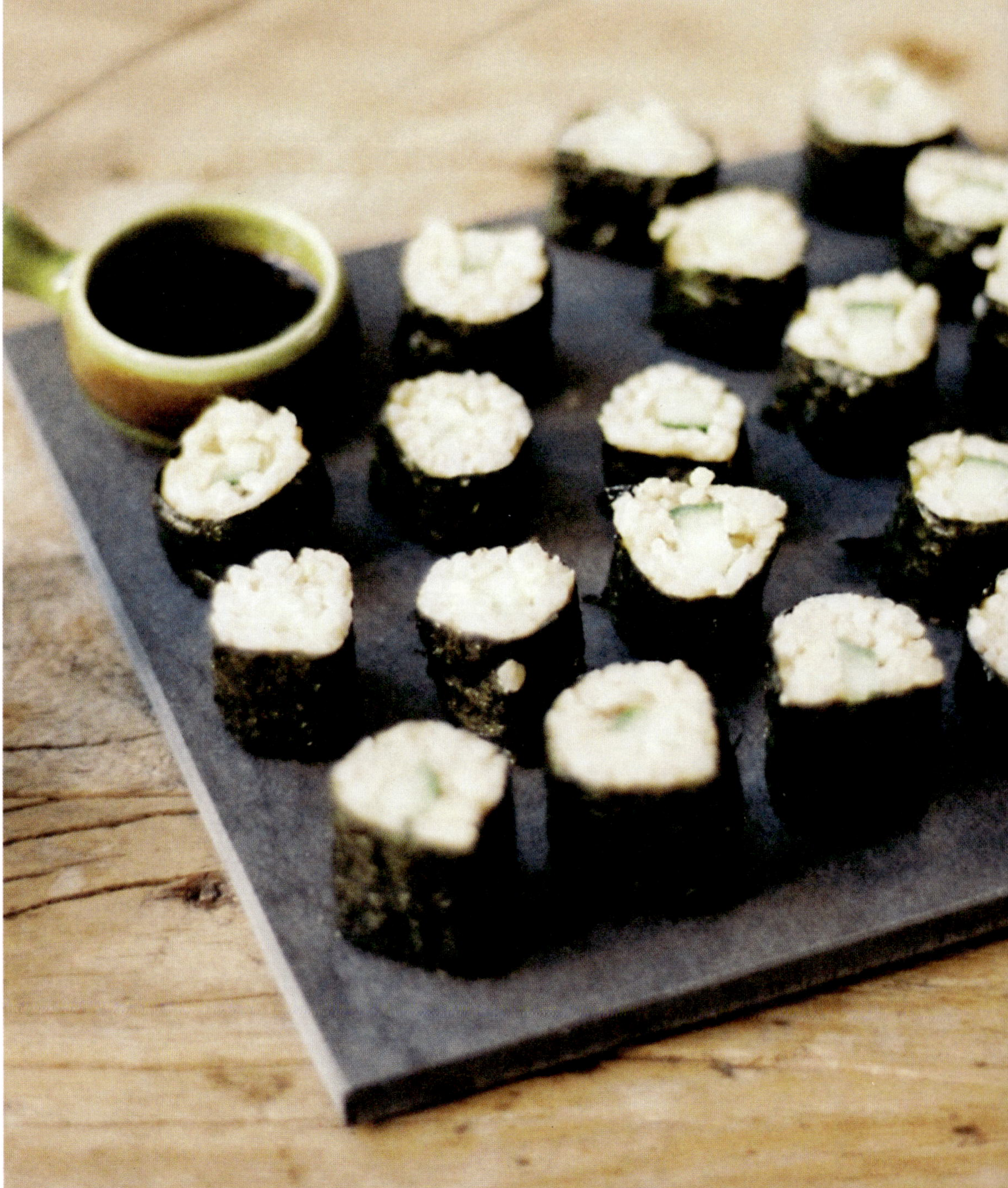

ROULEAUX DE NORI AU TAMARI

Riz gluant :
150 g de riz rond complet

Sauce :
1 c. à s. d'huile d'olive vierge extra
1 ½ c. à s. de jus de citron
sel et poivre noir du moulin
1 ou 2 c. à c. de vinaigre de cidre
1 c. à s. de tahini

4 à 6 feuilles d'algue nori
1 avocat émincé
½ concombre coupé en lamelles
gomasio fait maison (voir page 75)
environ 2 c. à s. de tamari (sauce soja)
2 cm de gingembre frais pelé et râpé

Le riz booste le métabolisme. Il est également bon pour les cheveux et la peau.

Pour 2 à 4 personnes

Faites cuire le riz en suivant les instructions figurant sur l'emballage. Laissez-le refroidir à température ambiante ou en le passant sous l'eau froide.

Préparez la sauce : mettez l'huile d'olive, le jus de citron, le sel et le poivre, le vinaigre de cidre et le tahini dans un bol et mélangez bien tout en inclinant le bol, jusqu'à ce que le mélange prenne une couleur beige clair. Incorporez le riz et mélangez jusqu'à obtention d'une texture crémeuse et gluante. (Si elle n'est pas assez gluante, vous pouvez rajouter du tahini et du jus de citron.) Goûtez le riz et ajoutez des épices selon votre goût.

Avant de faire vos rouleaux, assurez-vous que votre surface de travail est propre. Posez-y une feuille d'algue nori pour sushi dans le sens de la largeur et disposez une bande de riz gluant sur le côté inférieur de la feuille. Placez un peu d'avocat et de concombre sur le riz, saupoudrez de gomasio et enroulez l'algue en serrant bien. Humidifiez les bords du rouleau et découpez-le en lamelles de 2 à 3 cm.

Répétez l'opération jusqu'à épuisement des ingrédients.

Trempez les rouleaux de nori dans du tamari et du gingembre et dégustez.

Vous pouvez varier les ingrédients : pour remplacer le concombre, j'utilise souvent de la courgette, de la carotte ou du céleri.

TORTILLA

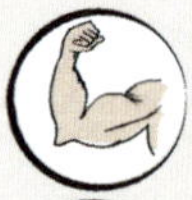

4 œufs
sel et poivre noir du moulin
1 pincée de thym séché
1 c. à s. d'huile d'olive vierge extra
½ oignon
2 gousses d'ail écrasées
1 carotte pelée et râpée
1 poivron rouge coupé en fines rondelles

Pour 2 personnes

Cassez les œufs dans un bol, salez, poivrez, ajoutez le thym et fouettez à l'aide d'une fourchette.

Faites chauffer l'huile d'olive dans une poêle sur feu moyen. Ajoutez les légumes et faites-les colorer pendant 4 minutes sans cesser de remuer, jusqu'à ce qu'ils soient ramollis. Ajoutez la préparation aux œufs et inclinez doucement la poêle afin de bien la répartir. Surveillez la cuisson pour ne pas laisser brûler la tortilla.

Quand la tortilla est bien cuite en dessous, pliez-la en deux et faites-la cuire encore un peu. Retournez-la et poursuivez la cuisson sur l'autre face. Vous pouvez la servir baveuse au centre ou bien cuite, comme vous préférez.

Servez éventuellement avec une salade verte et des crackers faits maison (voir pages 54 à 56).

SOUPES

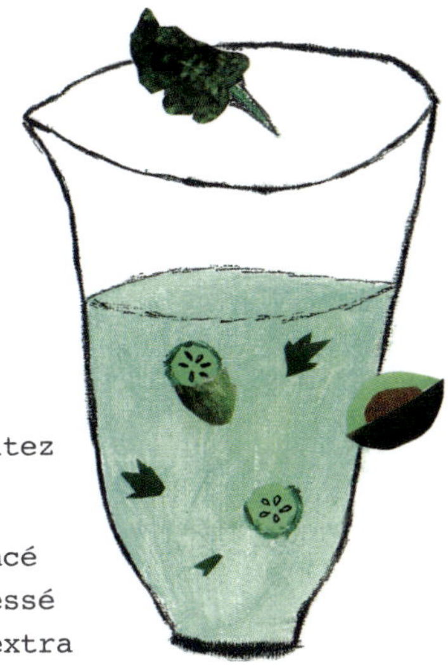

GASPACHO VERT

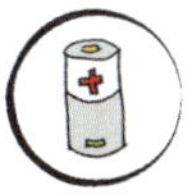
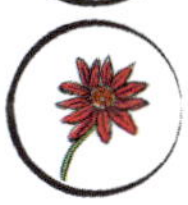

1 courgette émincée
½ avocat
½ concombre pelé si vous le souhaitez (je préfère laisser la peau) et émincé
1 petite poignée de chou kale émincé
le jus de 1 citron fraîchement pressé
2 c. à s. d'huile d'olive vierge extra
1 c. à c. de spiruline en poudre
1 bouquet de coriandre fraîche ciselée
sel et poivre noir du moulin
200 ml d'eau froide filtrée

Pour 2 personnes

Placez tous les ingrédients dans un robot (vous pouvez utiliser un mixeur plongeant), ajoutez l'eau petit à petit et mixez jusqu'à obtention d'une texture onctueuse. Si votre mixeur n'est pas assez puissant pour broyer les parties dures du chou kale, n'utilisez que les parties feuillues. Goûtez et assaisonnez à votre goût.

Servez avec des tomates fraîches ou un topping de noix et de graines.

Ce repas minute facile et sain grâce à un mélange de bonnes graisses et d'antioxydants est en outre très riche en chlorophylle.

Ma soupe d'été préférée !

SOUPE AUX PANAIS & À LA NOIX DE COCO

2 ou 3 panais (environ 400 g) coupés en morceaux de taille moyenne
3 gousses d'ail
huile de coco extra-vierge
sel et poivre noir du moulin
1 c. à c. de graines de cumin
½ c. à c. de curcuma en poudre
1 c. à c. de gingembre en poudre
½ c. à c. de graines de moutarde
300 ml d'eau
400 ml de lait de coco en boîte
1 c. à c. d'huile de sésame

Pour 2 personnes

Préchauffez le four à 180 °C (th. 6). Placez les panais et les gousses d'ail sur une plaque de cuisson, arrosez-les d'huile de coco, salez, poivrez. Faites-les cuire pendant environ 45 minutes, jusqu'à ce que les légumes soient grillés et tendres.

Placez les panais et les gousses d'ail dans une grande casserole, ajoutez les épices et l'eau. Faites cuire à feu doux pendant environ 10 minutes, sans couvercle, en remuant de temps en temps.

Ajoutez le lait de coco et l'huile de sésame. Mixez jusqu'à obtention d'une texture onctueuse. Si la soupe est trop épaisse, rajoutez de l'eau. Réchauffez doucement avant de servir.

C'est ma soupe réconfortante préférée, avec un mélange d'épices aux propriétés anti-inflammatoires et de noix de coco crémeuse.

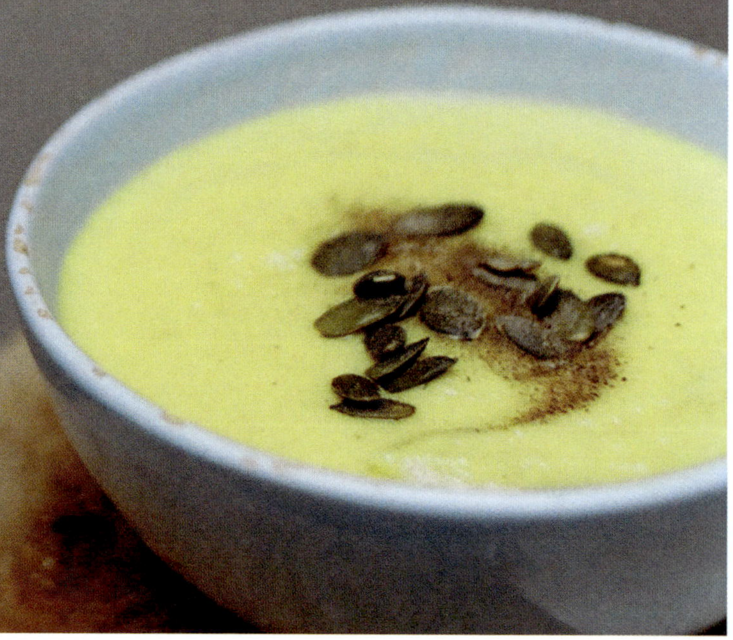

SOUPE CRÉMEUSE À LA PATATE DOUCE, NOIX DE COCO & CAROTTES

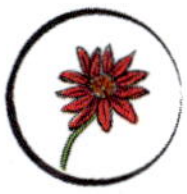

1 oignon émincé
2 c. à s. d'huile de coco extra-vierge
2 carottes coupées en petits morceaux
1 patate douce coupée en petits cubes
1 cm de gingembre frais pelé et râpé
1 cm de rhizome de curcuma frais, pelé et finement râpé (attention, le curcuma tache!) ou 1 c. à c. de curcuma en poudre
1 pincée de sel
1 pincée de poivre noir du moulin
300 ml de lait de coco

Pour 2 personnes

Faites dorer l'oignon dans l'huile de coco, dans une casserole. Ajoutez les carottes et la patate douce. Faites cuire pendant quelques minutes, en remuant de temps en temps pour éviter que les aliments accrochent. Incorporez le gingembre et le curcuma, puis versez suffisamment d'eau pour recouvrir les légumes. Salez, poivrez, et laissez cuire à feu doux pendant 20 minutes, jusqu'à ce que les légumes soient tendres.

Ajoutez le lait de coco et portez à ébullition. Hors du feu, mixez avec un mixeur plongeant. Goûtez et rectifiez l'assaisonnement si nécessaire.

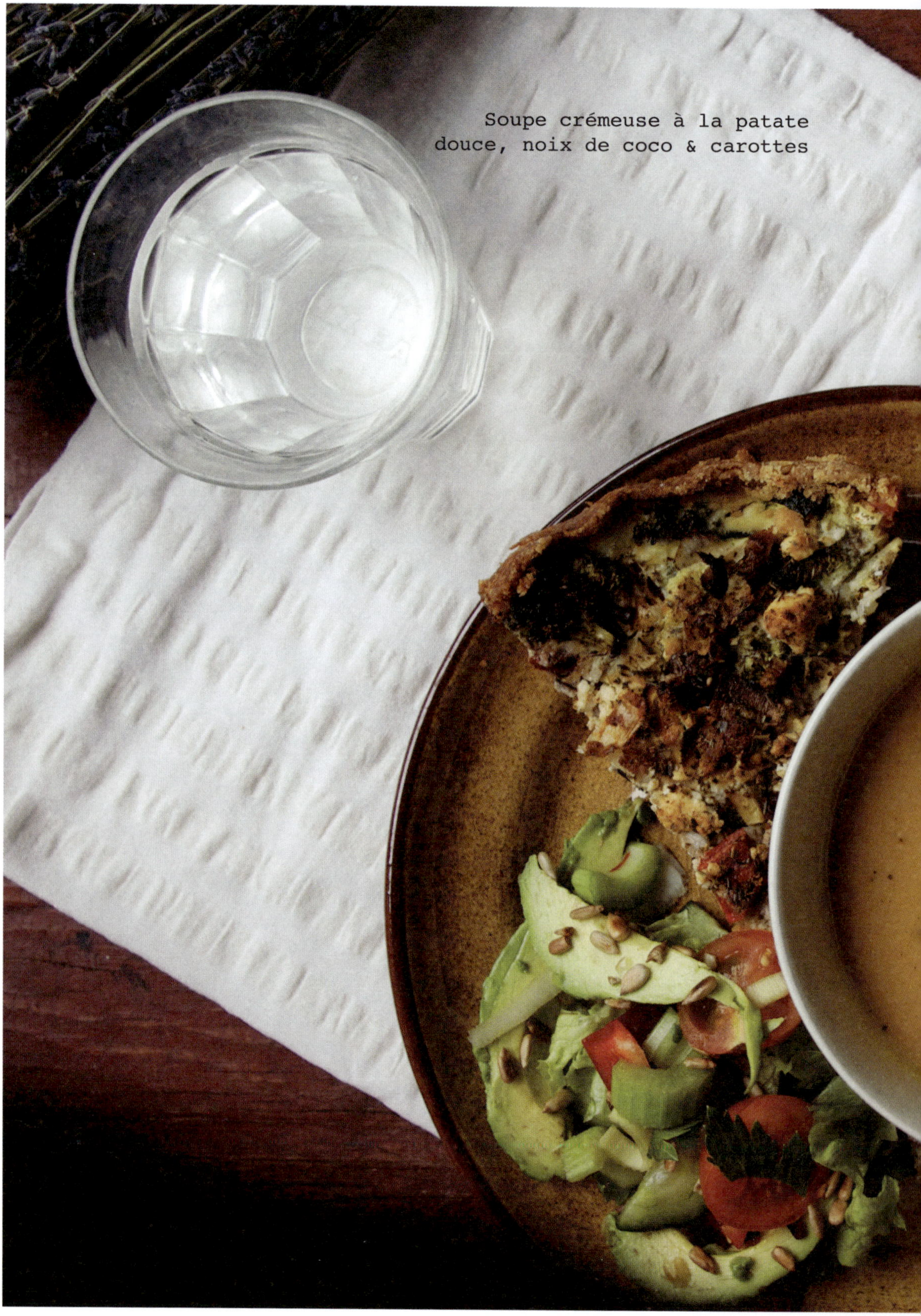

Soupe crémeuse à la patate douce, noix de coco & carottes

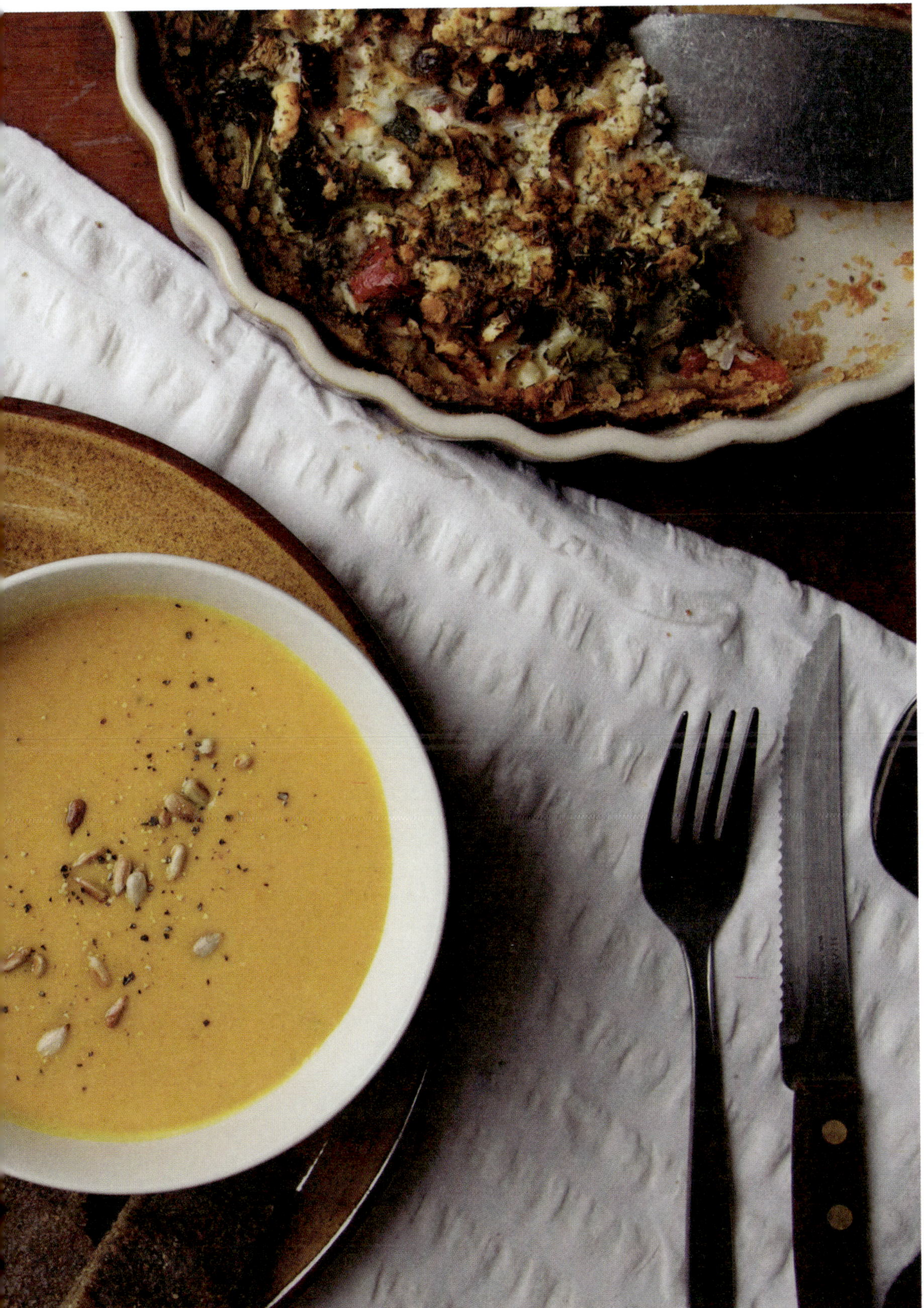

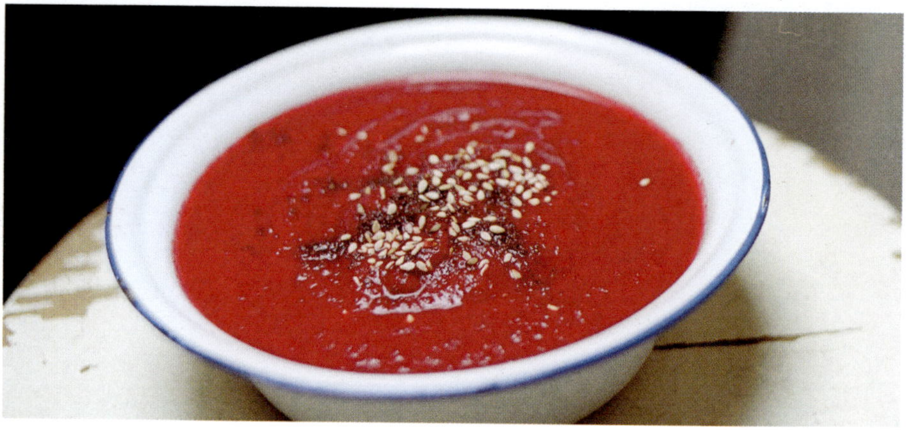

SOUPE À LA BETTERAVE, CUMIN & CARDAMOME

2 c. à c. d'huile de coco extra-vierge
1 oignon émincé
1 petit bulbe de fenouil finement émincé
2 gousses d'ail finement émincées
500 g de betterave
sel de mer
poivre noir du moulin
1 c. à c. de cumin en poudre
½ c. à c. de cardamome en poudre
1 c. à c. de zeste de citron
800 ml d'eau

Pour 2 personnes

Faites chauffer l'huile dans une casserole à feu moyen. Ajoutez l'oignon, le fenouil, l'ail et laissez cuire en remuant de temps en temps, pendant environ 10 minutes, jusqu'à ce que les légumes soient tendres.

Ajoutez la betterave, le sel, le poivre, les épices et le zeste de citron. Versez l'eau pour recouvrir les légumes. Portez à ébullition, couvrez et faites cuire à feu doux pendant 40 minutes à 1 heure – les légumes doivent être tendres.

Hors du feu, mixez avec un mixeur plongeant. Goûtez et rectifiez l'assaisonnement si nécessaire. Ajoutez des herbes fraîches, un peu de poivre ou des graines de sésame et servez avec des crackers.

La betterave est appréciée pour ses propriétés détoxifiantes : elle contribue à purifier le sang et le foie.

SOUPE À LA COURGE, CAROTTE & SAFRAN

1 oignon émincé

2 c. à s. d'huile d'olive vierge extra

1 courge butternut (poids 1 kg) pelée et coupée en morceaux

2 carottes de taille moyenne coupées en morceaux

¼ c. à c. de safran

2 cm de rhizome de curcuma frais, pelé et finement râpé (attention, le curcuma tache!)

sel et poivre du moulin

1 à 1,25 litre d'eau

Pour 2 à 4 personnes

Faites dorer l'oignon pendant 4 à 6 minutes dans une casserole avec l'huile de coco, en remuant. Ajoutez les légumes, les épices, salez, poivrez et recouvrez d'eau. Faites cuire à feu doux pendant 20 à 30 minutes, jusqu'à ce que les légumes soient tendres.

Mixez la soupe à l'aide d'un mixeur plongeant, pour obtenir une texture onctueuse. Faites chauffer à feu doux pendant quelques minutes et servez.

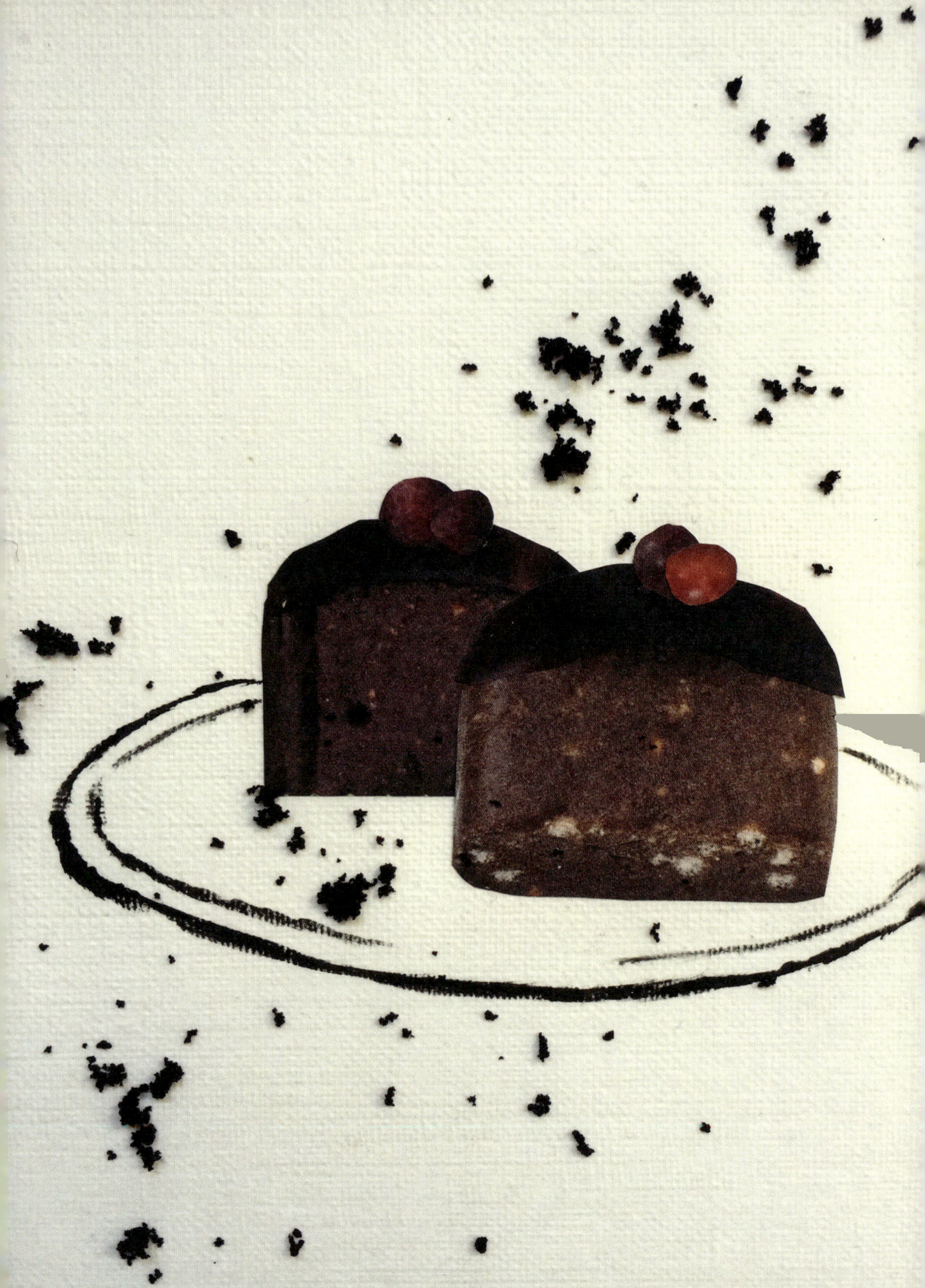

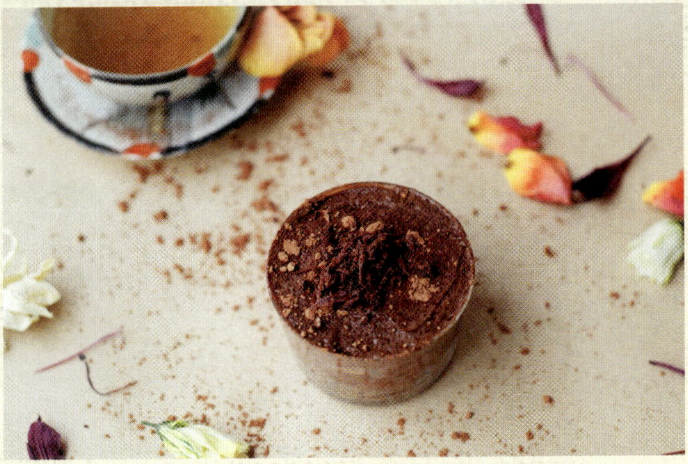

GOURMANDISES

Je n'utilise que des ingrédients naturels pour la confection de mes douceurs. J'aime également les réaliser avec des aliments qui ont un goût naturellement sucré.

Nous n'avons pas besoin d'ajouter du sucre blanc dans nos desserts : en effet, il existe de nombreux ingrédients sucrés qui n'augmentent pas le taux de glycémie, ce qui évite le sentiment de fatigue lorsque celui-ci redevient normal. Voici quelques recettes de friandises saines, gourmandes et nutritives.

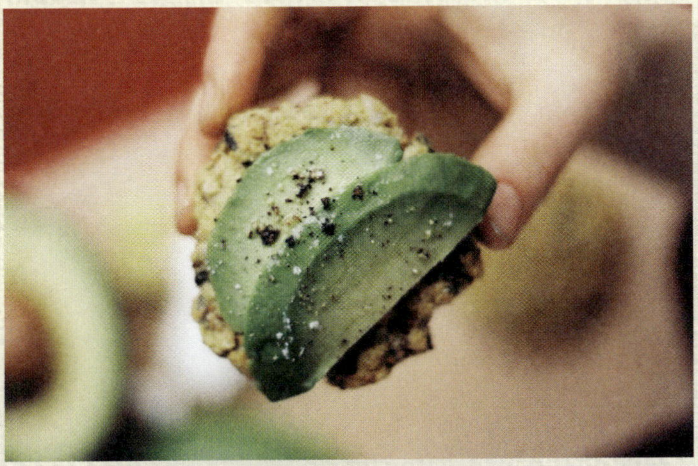

COOKIES & CO

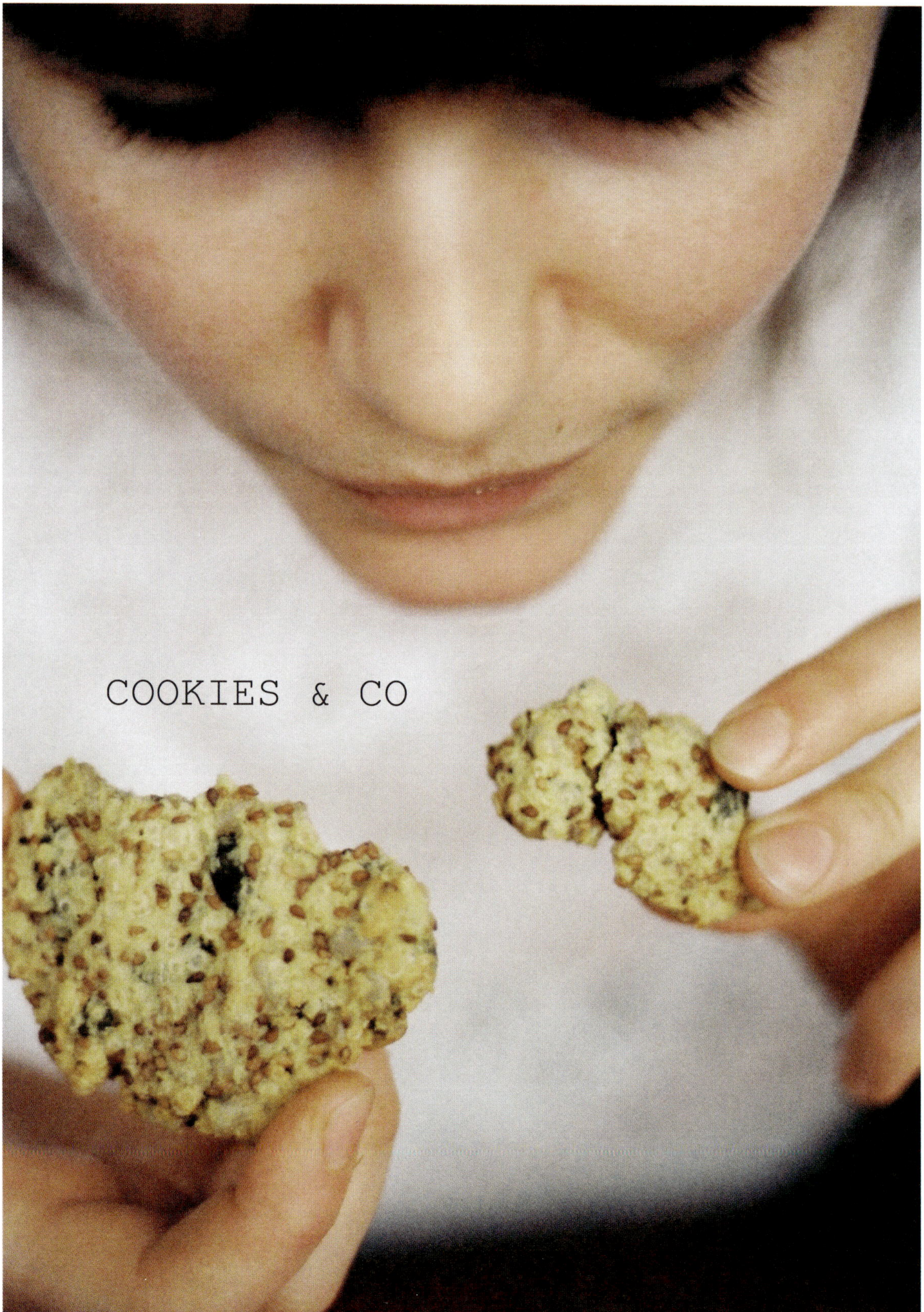

COOKIES DE QUINOA AUX GRAINES

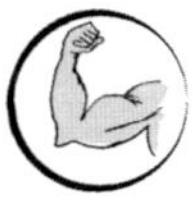

100 g de flocons de quinoa
50 g de graines de sésame
50 g de graines de courge
50 g de graines de tournesol
50 g de farine de maïs
50 g de farine d'amande
1 c. à s. de miel (ou de sirop d'agave)
30 g d'huile d'olive vierge extra + un peu pour graisser
2 œufs (option vegan : 1 c. à s. de graines de lin, 3 c. à s. d'eau et 1 c. à s. de lait d'amande)
2 pincées de sel

Pour 10 à 14 cookies

Préchauffez le four à 180 °C (th. 6) et graissez la plaque de cuisson.

Mélangez tous les ingrédients dans un bol. Pétrissez la pâte à l'aide de vos mains.

Divisez la pâte en 10 à 14 portions (d'environ 60 g chacune) et façonnez-les en boulettes. Aplatissez-les pour leur donner la forme de cookies et répartissez-les sur la plaque graissée.

Faites-les cuire pendant 8 minutes au milieu du four. Retournez-les et poursuivez la cuisson encore 8 minutes.

Le quinoa, source de protéines végétales, contribue à renforcer les muscles.

Cookies de quinoa aux graines

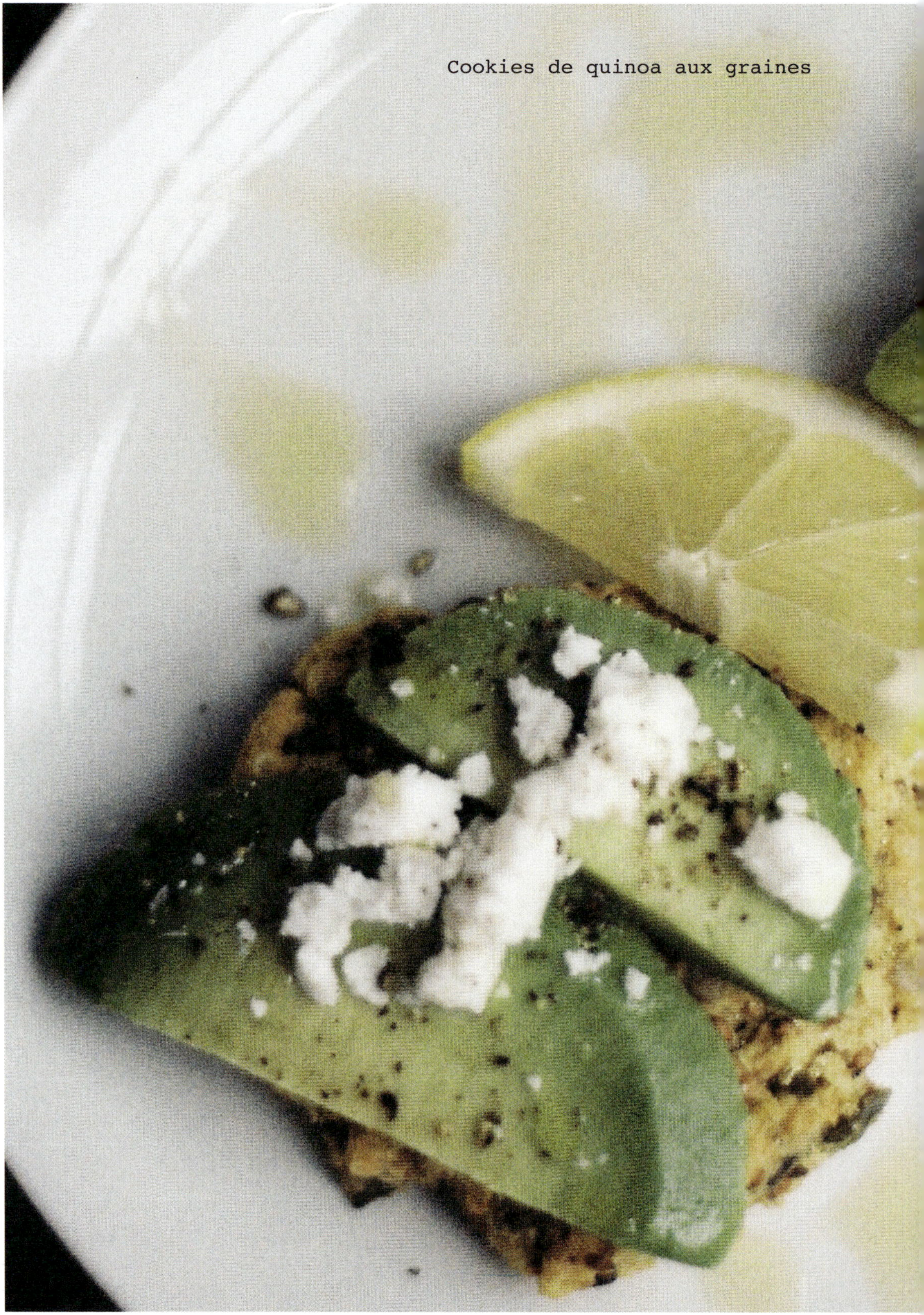

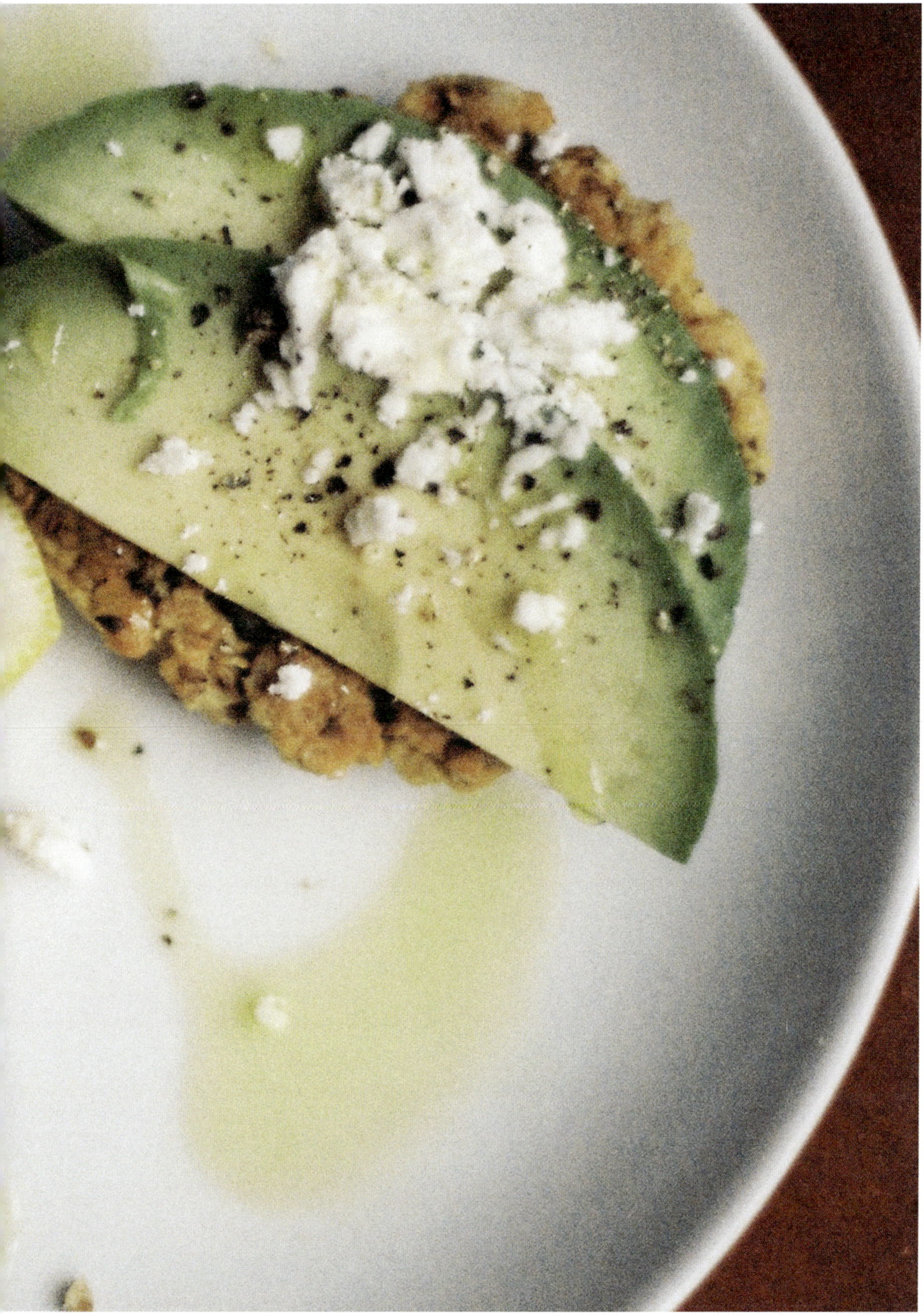

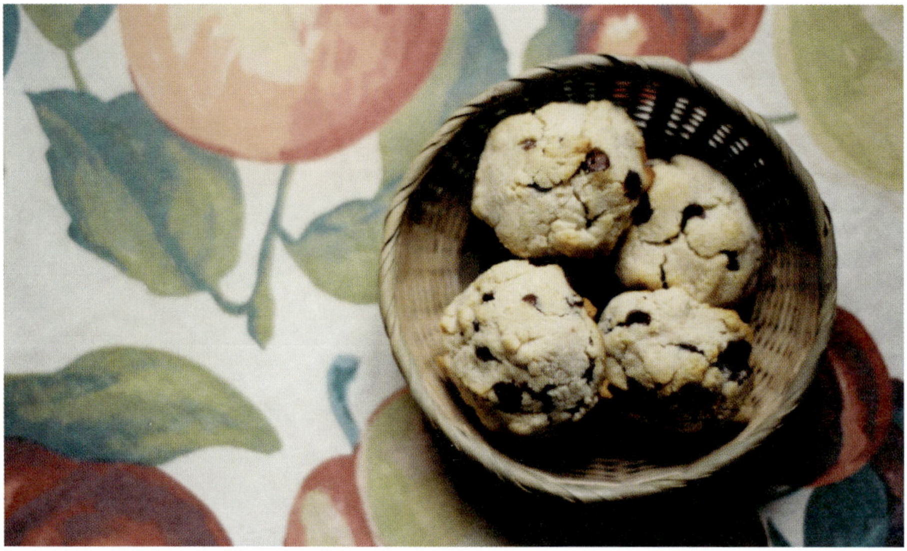

PETITS BISCUITS

- 50 g de farine d'amande
- 50 g de farine de riz
- 1 c. à c. de levure chimique
- 2 c. à c. de chocolat (votre chocolat préféré brisé en petits morceaux)
- 50 ml de lait d'avoine
- 2 c. à c. d'huile d'olive vierge extra + un peu pour graisser
- 2 c. à c. de miel (ou de sirop d'agave)

Pour 4 petits biscuits

Préchauffez le four à 180 °C (th. 6) et graissez la plaque de cuisson.

Mélangez les farines, la levure et le chocolat dans un bol. Ajoutez le lait, l'huile et le miel pour former la pâte.

Divisez la pâte en 4 morceaux et façonnez des galettes à l'aide de vos mains. Aplatissez-les légèrement (elles doivent rester plutôt bombées). Placez-les sur la plaque de cuisson et faites cuire au milieu du four pendant 16 minutes.

SAVOUREUX SCONES À LA CAROTTE

35 g de graines de lin
50 ml d'eau chaude
2 petites carottes râpées
40 g de graines de courge
100 g de flocons de sarrasin
40 g de graines de tournesol
1 c. à c. de levure chimique
1 ½ c. à s. d'huile d'olive vierge extra
+ un peu pour graisser
1 c. à c. de sel

Pour 6 scones

Faites tremper les graines de lin dans l'eau chaude pendant au moins 1 heure.

Préchauffez le four à 175 °C (th. 5-6) et graissez la plaque de cuisson.

Mettez les carottes dans un bol avec les graines de lin trempées. Ajoutez les ingrédients restants et mélangez bien. Ne vous en faites pas si la texture vous paraît sèche : les carottes vont relâcher leur eau de végétation dans la pâte.

Pétrissez bien la pâte, divisez-la en 6 morceaux égaux et formez des ronds. Chaque scone doit peser environ 60 g. Placez-les sur la plaque de cuisson et faites-les cuire au milieu du four pendant 25 à 35 minutes.

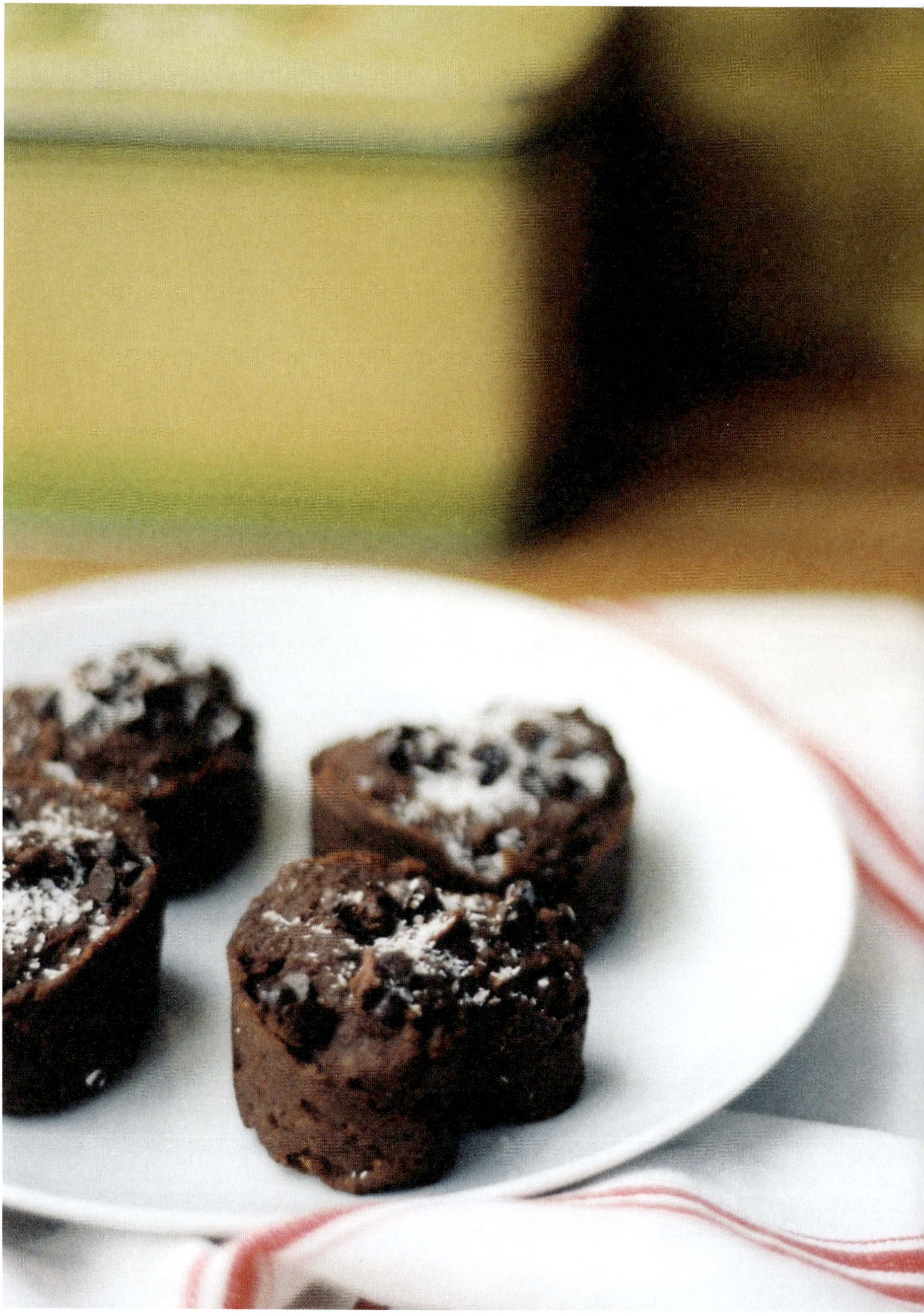

MUFFINS CHOCO-CHILI

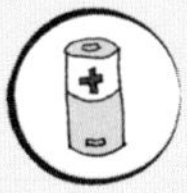

2 bananes écrasées
2 c. à s. d'huile de coco extra-vierge
2 œufs (option vegan : 1 c. à s. de graines de lin, 3 c. à s. d'eau et 1 c. à s. de lait d'amande)
3 c. à s. de cacao en poudre
1 c. à s. de miel (ou de sirop d'agave)
1 c. à c. de levure chimique
1 pincée de sel
100 g de farine d'amande
25 g de farine de coco
60 g de farine de riz
1 pincée de poudre de chili (facultatif)
flocons de noix de coco ou morceaux de chocolat, pour décorer (facultatif)

Pour 6 à 8 muffins

Prévoyez des moules à muffin d'un diamètre d'environ 4 cm. Préchauffez le four à 180 °C (th. 6).

Placez les bananes et l'huile de coco dans un saladier. Mélangez jusqu'à obtention d'une texture crémeuse. Incorporez les œufs, le cacao en poudre et le miel, puis la levure et le sel ; mélangez bien. Pour finir, ajoutez les farines et la poudre de chili. Battez la préparation à l'aide d'une fourchette.

Répartissez la pâte dans les moules à muffin (chaque muffin doit peser environ 60 g). La texture est assez compacte, donc ne vous en faites pas si la pâte vous semble sèche : c'est normal.

Parsemez éventuellement de flocons de noix de coco ou de morceaux de chocolat et faites cuire au milieu du four pendant 20 minutes.

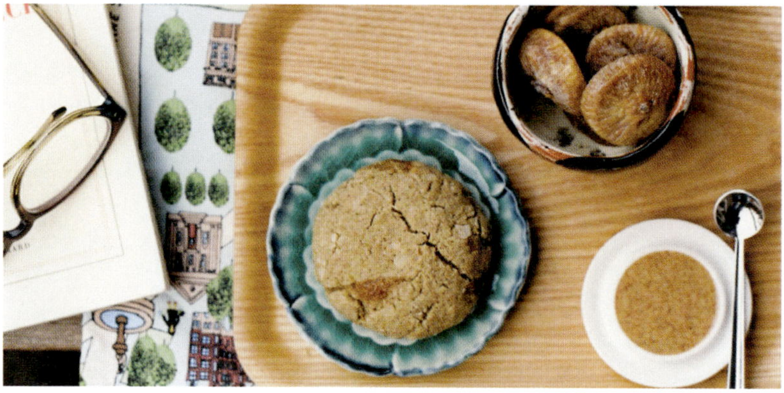

SCONES AUX AMANDES & AUX FIGUES

- 4 figues séchées coupées en petits morceaux (de préférence ayant trempé dans de l'eau pendant au moins 1 heure)
- 150 ml d'eau chaude
- 100 g de farine d'amande
- 200 g d'amandes concassées
- 300 g de farine de sarrasin
- 2 c. à c. de levure chimique
- 1 c. à c. de sel
- 1 c. à c. de miel (ou de sirop d'agave)

Le sarrasin est une céréale sans gluten riche en protéines, en fibres, et facile à digérer.

Pour 6 grands scones ronds

Faire tremper les figues les rendra plus souples : mais si vous n'avez pas le temps ou si vous oubliez de le faire, utilisez-les telles quelles.

Préchauffez le four à 200 °C (th. 6-7) et graissez la plaque de cuisson.

Mettez l'eau à chauffer pendant que vous mélangez tous les ingrédients dans un grand bol. Ajoutez l'eau (en plusieurs fois, car vous n'aurez peut-être pas besoin de tout), le miel et les figues. Pétrissez à l'aide d'une cuillère ou de vos mains. La texture de la pâte doit être collante, ni trop sèche, ni trop humide, donc incorporez autant d'eau que nécessaire.

Divisez la pâte en 6 morceaux, façonnez des scones ronds et placez-les sur la plaque de cuisson. Faites cuire pendant 12 minutes au milieu du four.

Dégustez à la sortie du four.

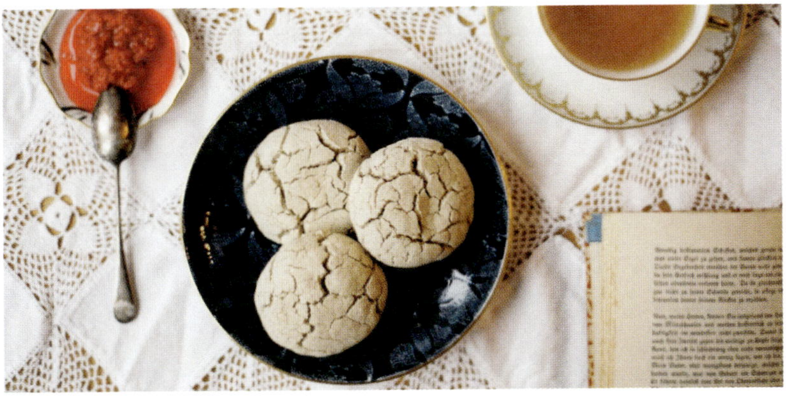

SCONES TOUT SIMPLES

C'est une recette simple : je souhaitais vous donner une bonne base à partir de laquelle expérimenter et créer vos propres recettes. Vous pouvez varier les types de farine et de lait.

180 g de farine de riz
120 g de farine de sarrasin
1 ou 2 c. à c. de miel (facultatif)
150 à 200 ml de lait de riz
2 c. à c. de levure chimique
1 c. à c. de sel

Pour environ 6 scones

Préchauffez le four à 200 °C (th. 6-7) et graissez la plaque de cuisson.

Mélangez tous les ingrédients dans un saladier en commençant par 150 ml de lait. Ajoutez-en plus si nécessaire (la pâte doit être suffisamment ferme pour pouvoir faire des boulettes).

Divisez la pâte en 6 morceaux et façonnez des boulettes à l'aide de vos mains préalablement farinées. La pâte peut être un peu collante, tout dépend des farines que vous utilisez : c'est normal et même bon signe, car vos scones ne seront pas secs.

Aplatissez légèrement les boulettes de pâte et placez-les sur la plaque de cuisson. Faites-les cuire au milieu du four pendant 12 minutes.

Dégustez à la sortie du four.

COOKIES AU CHOCOLAT

90 g de farine de sarrasin
60 g de farine de maïs
25 g de farine d'amande
2 c. à c. de levure chimique
1 c. à s. de cacao en poudre
1 pincée de sel
2 œufs (option vegan : 1 c. à s. de graines de lin, 3 c. à s. d'eau et 1 c. à s. de lait d'amande)
2 c. à s. de miel ou de sirop d'érable
90 g de beurre (ou, sans lactose : 45 g d'huile de coco et 45 g d'huile d'olive)
35 g de pépites de chocolat noir

Pour 6 à 8 cookies

Préchauffez le four à 180 °C (th. 6). Étalez du papier sulfurisé sur une plaque de cuisson.

Mettez les farines dans un bol, ajoutez la levure chimique, le cacao en poudre, le sel et mélangez. Incorporez les œufs, le miel, le beurre (ou les huiles) et le chocolat. Remuez bien jusqu'à obtention d'une texture crémeuse.

Pour façonner les cookies, divisez la pâte en 6 à 8 boulettes et aplatissez-les à l'aide de vos mains pour former des ronds d'une épaisseur de 1 cm (si la pâte est très collante, passez préalablement vos mains dans de la farine ou du cacao en poudre).

Répartissez les cookies sur la plaque de cuisson et faites-les cuire au milieu du four pendant environ 15 minutes. Ils doivent rester tendres au centre, donc il est possible que vous deviez les sortir du four plus tôt.

Servez avec un peu de beurre d'amande.

Cette gourmandise sucrée contient beaucoup de protéines, pour vous procurer une bonne dose d'énergie.

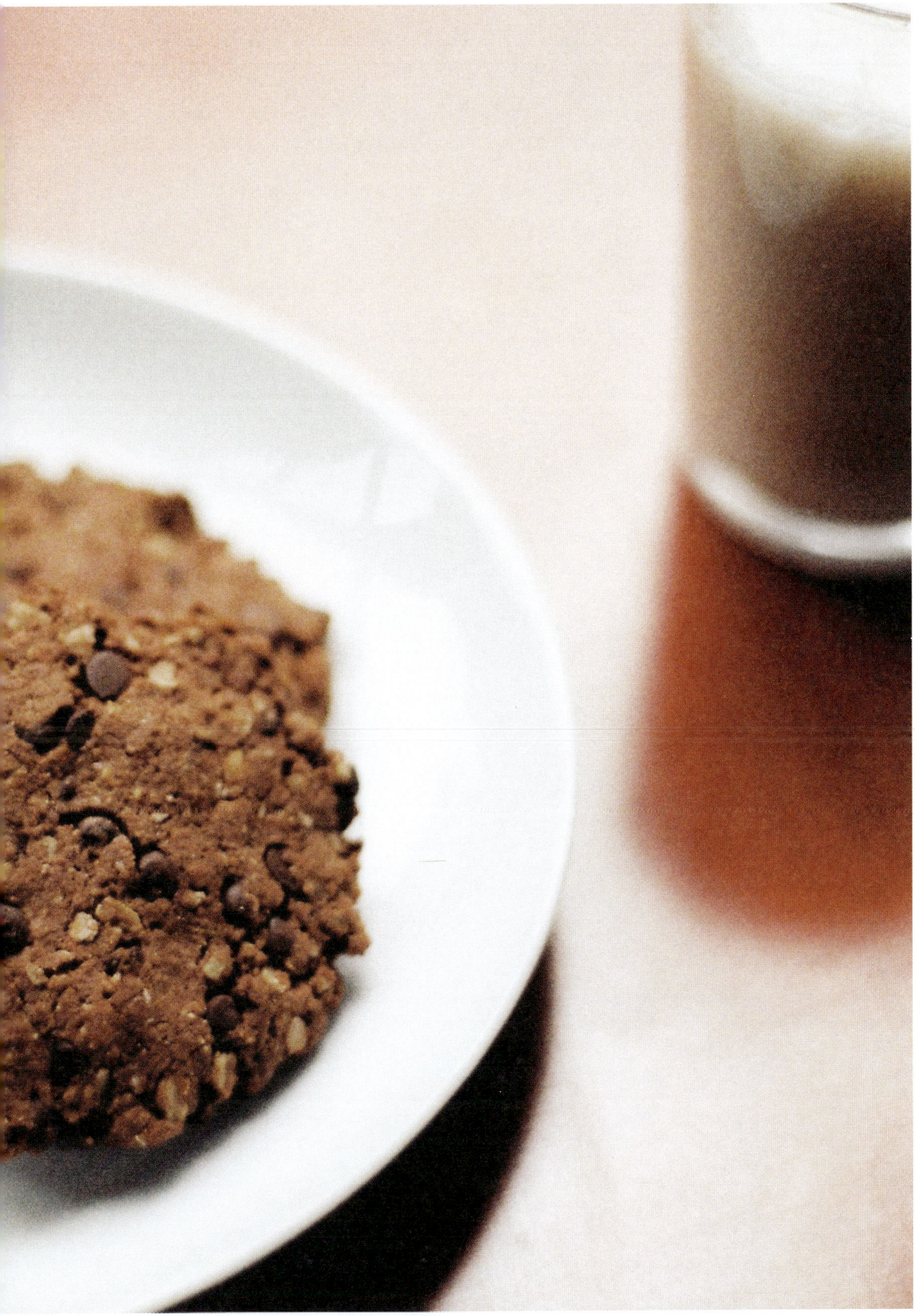

Ces biscuits sont bourrés de bons oméga et de protéines. La cardamome leur donne un très bon goût, favorise la digestion et est énergisante.

BISCUITS À LA CARDAMOME

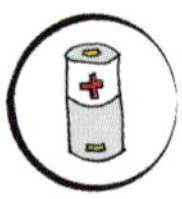

200 g de gruau de sarrasin
500 ml d'eau
75 g de graines de courge
65 g d'amandes
1 c. à c. de cardamome en poudre
1 c. à s. de miel (ou de sirop d'agave)
½ c. à c. de vanille en poudre
1 c. à s. d'huile d'olive vierge extra

Pour environ 15 biscuits

Faites tremper le gruau d'avoine dans l'eau pendant au moins 30 minutes.

Préchauffez le four à 200 °C (th. 6-7). Étalez du papier sulfurisé sur une plaque de cuisson. Rincez le gruau de sarrasin.

Placez tous les ingrédients dans un robot et mixez jusqu'à obtention d'une texture grossière.

Façonnez un rouleau avec cette pâte, puis coupez-le en rondelles de 1 cm d'épaisseur (ou bien divisez la pâte en 15 morceaux et façonnez des boulettes que vous aplatirez à l'aide de vos mains).

Placez les biscuits sur la plaque de cuisson et faites-les cuire au milieu du four pendant 11 à 15 minutes (jusqu'à ce qu'ils soient cuits, mais pas brûlés).

Ces biscuits peuvent être consommés crus.

SCONES AU SARRASIN, RIZ & GRAINES DE TOURNESOL

100 g de farine de sarrasin
100 g de farine de riz complet
75 g de graines de tournesol
2 c. à s. d'huile d'olive vierge extra
2 c. à c. de levure chimique
1 pincée de sel
150 ml de votre lait préféré
(j'utilise du lait d'amande)
abricots ou figues séchés coupés en morceaux (facultatif)

Pour 5 à 7 scones

Préchauffez le four à 220 °C (th. 7-8) et graissez la plaque de cuisson.

Mélangez tous les ingrédients dans un bol. S'il fait froid, l'huile de coco risque d'avoir figé : dans ce cas, faites-la chauffer dans une casserole ou au four avant de l'ajouter à la préparation.

Pétrissez la pâte à l'aide de vos mains (préalablement farinées si elle est collante). Divisez-la en morceaux égaux, façonnez des scones ronds (le nombre de scones dépendra de leur taille) et placez-les sur la plaque de cuisson.

Faites-les cuire pendant 10 à 12 minutes au milieu du four, jusqu'à obtention de scones bien dorés.

Servez-les avec du beurre de noix ou de la confiture.

DESSERTS

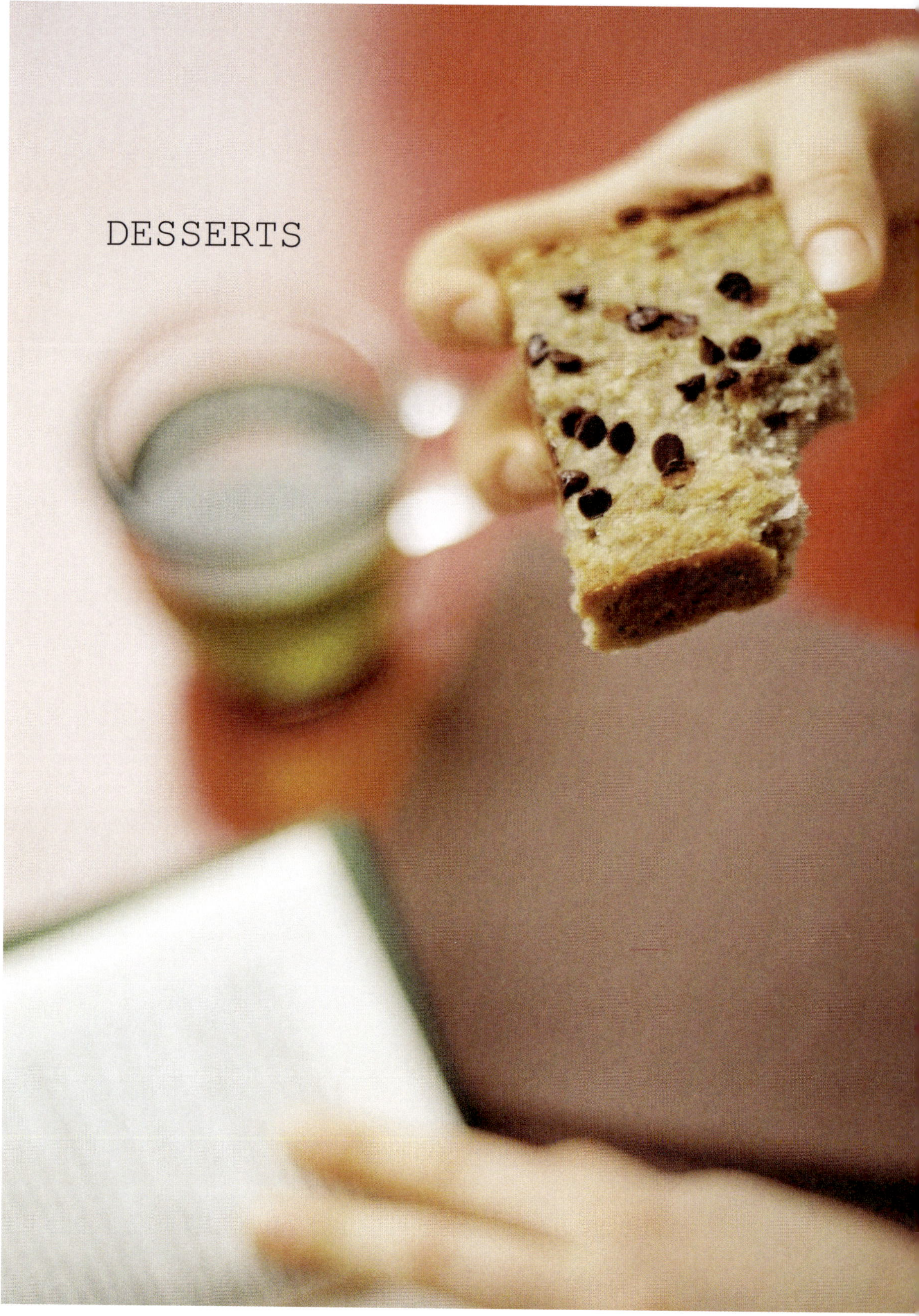

BANANA BREAD

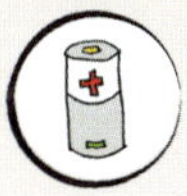

1 c. à s. d'huile de coco extra-vierge
+ un peu pour le moule

3 bananes écrasées

1 œuf (option vegan : 1 c. à s. de graines de lin et 3 c. à s. de lait végétal – j'aime mélanger 1 c. à s. de lait d'amande et 2 c. à s. de lait de riz)

1 c. à c. de vanille en poudre

1 c. à c. de cannelle en poudre

1 c. à s. de miel ou de sirop d'érable

1 c. à c. de levure chimique

1 pincée de sel

150 g de farine d'amande

30 g de farine de sarrasin

35 g de flocons de noix de coco

1 c. à s. de pépites de chocolat (100% cacao)

Pour 1 banana bread

Préchauffez le four à 175 °C (th 5-6). Graissez un moule à cake d'une contenance de 900 g avec de l'huile de coco.

Placez les bananes écrasées et huile de coco dans un saladier. Mélangez à l'aide d'une fourchette jusqu'à obtention d'une texture crémeuse. Ajoutez l'œuf, la vanille, la cannelle et le miel (ou le sirop d'érable). Saupoudrez de levure, de sel et mélangez. Incorporez les farines.

Parsemez le fond et les parois du moule à cake de flocons de noix de coco, puis versez la préparation à la banane. Recouvrez de pépites de chocolat et faites cuire au milieu du four pendant 40 minutes.

CRUMBLE AUX POMMES EXPRESS

- 45 ml d'huile de coco extra-vierge
- 400 g de pommes coupées en petits cubes
- 70 g de flocons d'avoine
- 25 g de farine d'amande
- 1 c. à c. de cannelle en poudre
- 2 c. à s. de miel (ou de sirop d'agave)
- 15 g de flocons de noix de coco

Pour 4 personnes

Préchauffez le four à 220 °C (th. 7-8). Graissez un moule à tarte de 30 cm avec un peu d'huile de coco.

Placez les pommes dans le moule à tarte et recouvrez-les de façon homogène avec les flocons d'avoine, la farine et la cannelle. Mélangez bien, puis incorporez l'huile de coco restante. Arrosez de miel et parsemez de flocons de noix de coco.

Faites cuire au milieu du four pendant 20 à 30 minutes.

Laissez refroidir avant de servir avec de la glace à la vanille.

FOND DE TARTE

Voici une recette de base pour réaliser un fond de tarte à recouvrir au gré de vos envies.

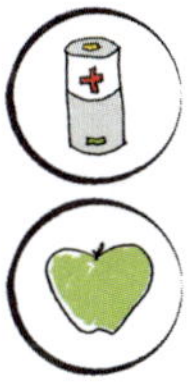

1 œuf (option vegan : 1 c. à s. de graines de lin et 3 c. à s. de lait d'amande)

150 g de graines de tournesol

50 g de graines de courge

1 c. à s. de graines de chia

50 g de farine de quinoa

1 c. à s. d'huile d'olive vierge extra + un peu pour graisser

1 pincée de sel

Pour 4 personnes

Préchauffez le four à 175 °C (th. 5-6). Graissez un moule à tarte de 30 cm.

Cassez l'œuf dans un bol et fouettez-le jusqu'à obtention d'une texture mousseuse, mais pas blanche. Ajoutez les ingrédients restants et mélangez pour obtenir une pâte.

Placez la pâte dans le moule à tarte et aplatissez-la à l'aide de vos mains, afin qu'elle recouvre les bords du moule.

Ajoutez la garniture de votre choix (voir suggestion ci-dessous) et faites cuire au milieu du four pendant 25 minutes.

Pour une tarte aux pommes, ajoutez :
2 grosses pommes coupées en petits cubes
½ c. à c. d'extrait de vanille
1 c. à c. de cannelle en poudre
2 c. à s. de miel (ou de sirop d'agave)

TARTE COCO & MOUSSE AU CHOCOLAT

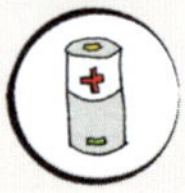

Fond de tarte :
100 g d'amandes
2 dattes Medjool
2 c. à s. d'huile de coco
1 pincée de vanille Bourbon en poudre (ou les graines de ½ gousse de vanille)
1 ou 2 c. à s. d'eau

Mousse au chocolat :
2 avocats
3 c. à s. de cacao en poudre
un peu d'eau
1 pincée de sel
1 c. à s. de sirop d'érable ou de miel (facultatif)

Pour 4 personnes

Commencez par préparer le fond de tarte. Mélangez tous les ingrédients à l'aide d'un robot jusqu'à obtention d'une pâte collante (ajoutez un peu d'eau si elle est trop sèche). La texture doit être crémeuse et humide, pour pouvoir être pétrie aisément et former une base ferme et homogène.

Divisez la pâte en 4 morceaux (si vous optez pour des portions individuelles) et placez-les au fond des récipients de votre choix. Si vous servez une tarte entière, utilisez un moule adapté. Aplatissez cette pâte avec vos mains (ou une spatule) pour former une couche fine. Laissez refroidir au réfrigérateur pendant 30 minutes.

Placez tous les ingrédients de la mousse (sauf le sirop d'érable ou le miel) dans un robot et mixez jusqu'à obtention d'une texture crémeuse et onctueuse. Plus vous ajouterez d'eau, plus la mousse sera onctueuse, mais n'en mettez pas trop. Commencez par incorporer 1 c. à s. d'eau et voyez le résultat : la texture doit être plus légère que celle d'un guacamole. Sucrez, si vous le souhaitez, avec le sirop d'érable (ou le miel) ; rajoutez-en si nécessaire.

Vérifiez que la pâte a durci, étalez la mousse au chocolat par-dessus à l'aide d'une cuillère ou d'une spatule. Remettez la tarte au réfrigérateur pour la faire refroidir avant de la servir.

Utilisez de la poudre de cacao cru, plus intéressante d'un point de vue nutritionnel. Délicieux et nourrissant.

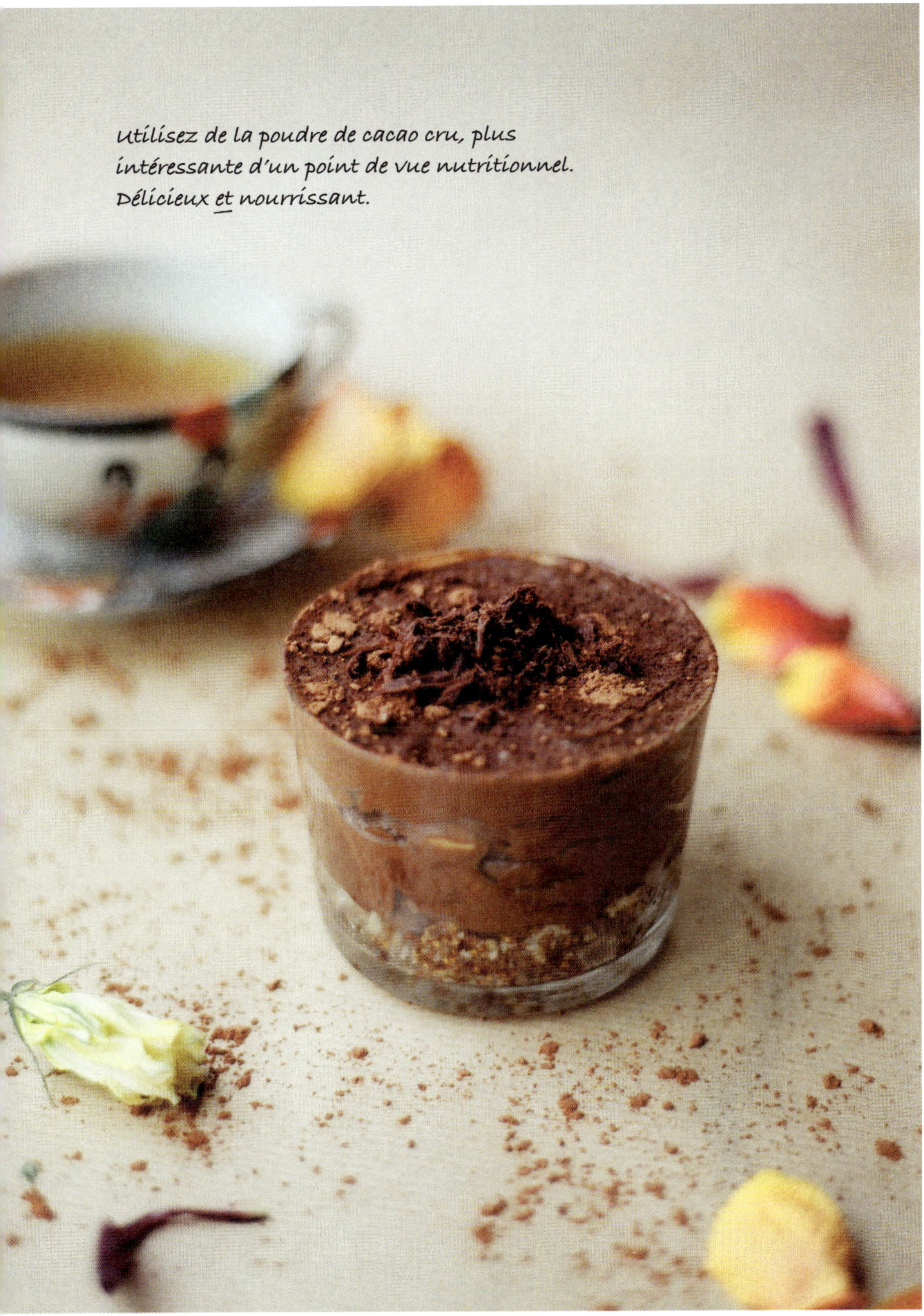

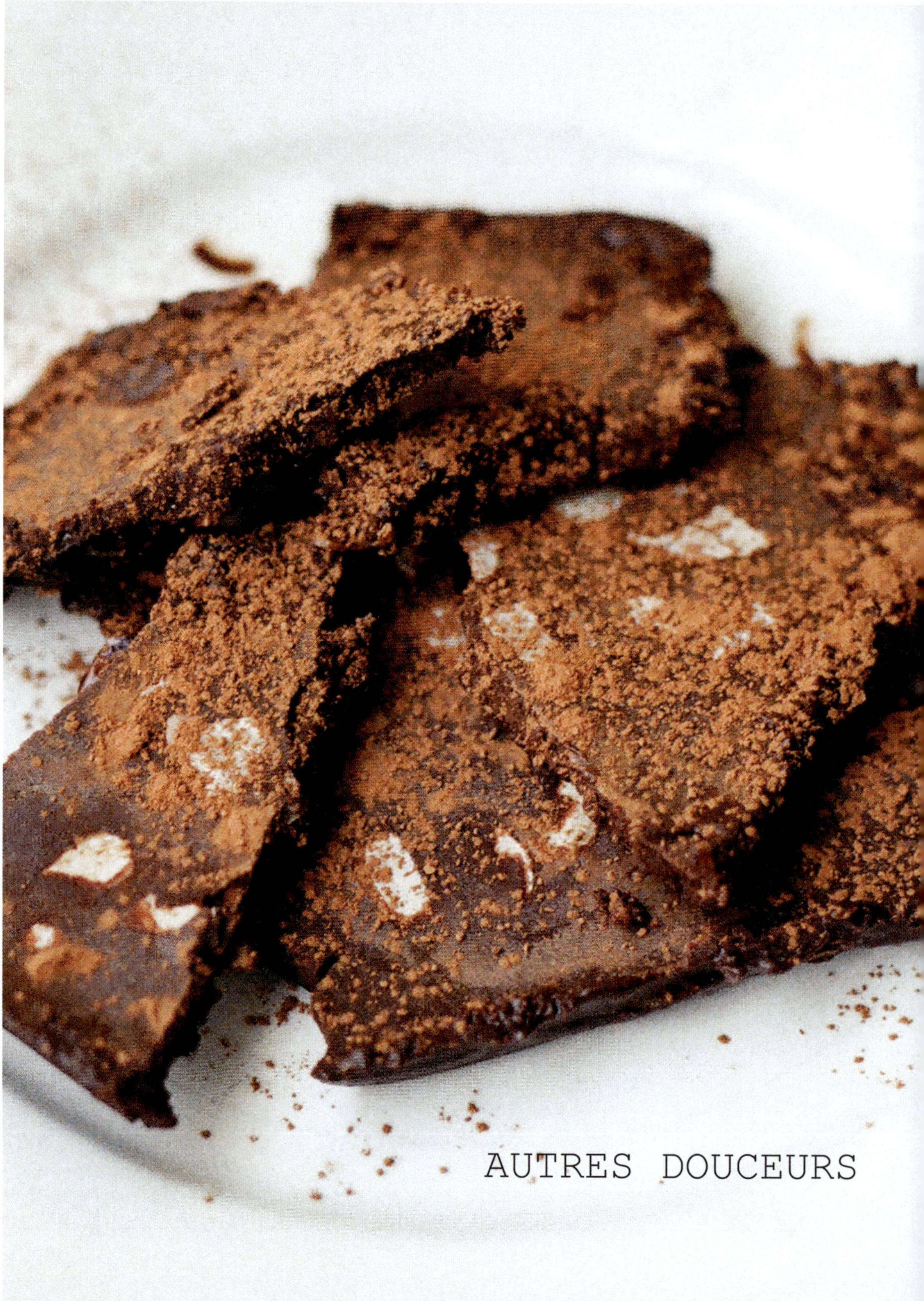

AUTRES DOUCEURS

LE CHOCOLAT DE LINA

100 g de beurre de cacao cru
45 g de miel (ou de sirop d'agave)
100 g de poudre de cacao
60 g d'amandes (grillées de préférence) hachées
1 pincée de sel
1 c. à c. de vanille en poudre
épices de votre choix : poivre de Cayenne, cardamome, cannelle…

Pour 8 à 10 tablettes de chocolat

Vous aurez besoin d'un plateau en verre rectangulaire ou d'un plat peu profond (15 x 10 cm) ou de 8 à 10 moules individuels (j'utilise un bac à glaçons).

Faites fondre le beurre de cacao dans un bol placé au-dessus d'une casserole d'eau bouillante. Ajoutez le miel et remuez jusqu'à ce qu'il soit bien mélangé avec le beurre.

Mélangez les ingrédients restants dans un bol, incorporez le beurre de cacao et le miel et remuez jusqu'à obtention d'une texture crémeuse.

Versez le chocolat dans le plat ou les moules (chaque tablette doit peser environ 20 g) et placez au réfrigérateur pendant au moins 4 heures avant de servir.

Mon chocolat préféré, sucré au miel. Vous pouvez expérimenter avec d'autres formes et essayer d'autres noix et épices. Une friandise délicieuse et un superbe cadeau pour une personne que l'on aime.

Les bananes sont riches en potassium, qui agit sur le rythme cardiaque et la tension artérielle.

SUCETTES BANANE-CHOCO

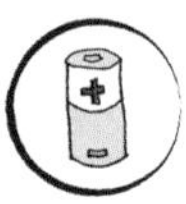

100 g de chocolat 100% de cacao (ou faites-le vous-même : voir le chocolat de Lina page 133)
2 bananes coupées en deux dans la largeur
4 bâtonnets de glace en bois
1 c. à s. de flocons de noix de coco

Pour 4 personnes

Cassez le chocolat en morceaux et mettez-les dans un bol. Faites-les chauffer au bain-marie. (Si vous utilisez la recette du chocolat de Lina, sautez l'étape du refroidissement.)

Introduisez un bâtonnet de glace dans chaque demi-banane. Trempez-les dans le chocolat liquide et parsemez de flocons de noix de coco.

Placez sur une assiette et laissez refroidir pendant au moins 3 heures, jusqu'à ce que le chocolat ait durci.

PARFAIT AUX GRAINES DE CHIA

Une bonne alternative au café !

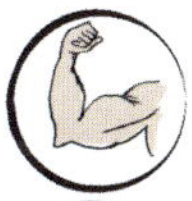
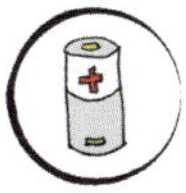

½ banane
2 c. à s. de graines de chia
1 ½ c. à s. de cacao cru en poudre
2 c. à c. de maca en poudre (ou toute autre poudre protéinée, ou encore des super-aliments comme des protéines de chanvre, de la lucuma…)
1 pincée de vanille en poudre
1 pincée de cannelle en poudre
100 ml d'eau filtrée

Pour 1 à 2 personnes

Mélangez tous les ingrédients à l'aide d'un robot ou d'un mixeur plongeant et dégustez.

Plus vous laisserez reposer, plus vous obtiendrez une préparation épaisse. Si vous préférez une texture proche de celle d'un pudding, laissez reposer votre chia parfait pendant 20 à 30 minutes.

Les graines de chia sont très riches en protéines, en oméga-3 et en fibres alimentaires. Cette friandise sucrée est très saine, et se distingue par un excellent apport nutritionnel.

BARRES CHOCOLAT-NOIX DE COCO

120 g de chocolat noir (70-100 % de cacao)
120 g de noix de coco séchée
3 c. à s. d'huile de coco extra-vierge
1 c. à s. de miel (ou de sirop d'agave)
1 pincée de vanille en poudre, ou les graines de ½ gousse de vanille

Pour 8 barres de 4 x 4 x 3 cm

Vous aurez besoin d'un plat en verre rectangulaire de 4 x 12 cm recouvert de papier sulfurisé (faites-le bien remonter sur les bords).

Cassez le chocolat en morceaux et mettez-les dans un bol. Faites-les chauffer au bain-marie. Remuez occasionnellement jusqu'à ce que le chocolat soit fondu.

Pendant ce temps, mixez la noix de coco, l'huile, le miel et la vanille. Transvasez le tout dans un saladier et malaxez à l'aide de vos mains, jusqu'à obtention d'une texture collante. Vous pouvez rajouter de la noix de coco si nécessaire.

Répartissez le mélange dans le plat en verre et aplatissez-le à l'aide de vos mains jusqu'à obtention d'une couche fine.

Versez le chocolat fondu sur la préparation à la noix de coco et laissez refroidir pendant au moins 2 heures. Après 1 heure entaillez le chocolat à l'aide d'un couteau tranchant : cela facilitera le découpage en barres.

Démoulez la préparation une fois solidifiée en passant la lame d'un couteau sur les bords du moule et en soulevant le papier sulfurisé. Coupez en forme de bâtonnets ou cassez en morceaux.

Savourez !

L'huile de coco est riche en graisses saturées, qui contribuent à augmenter le taux de bon cholestérol, boostent le métabolisme et protègent contre les maladies cardiaques.

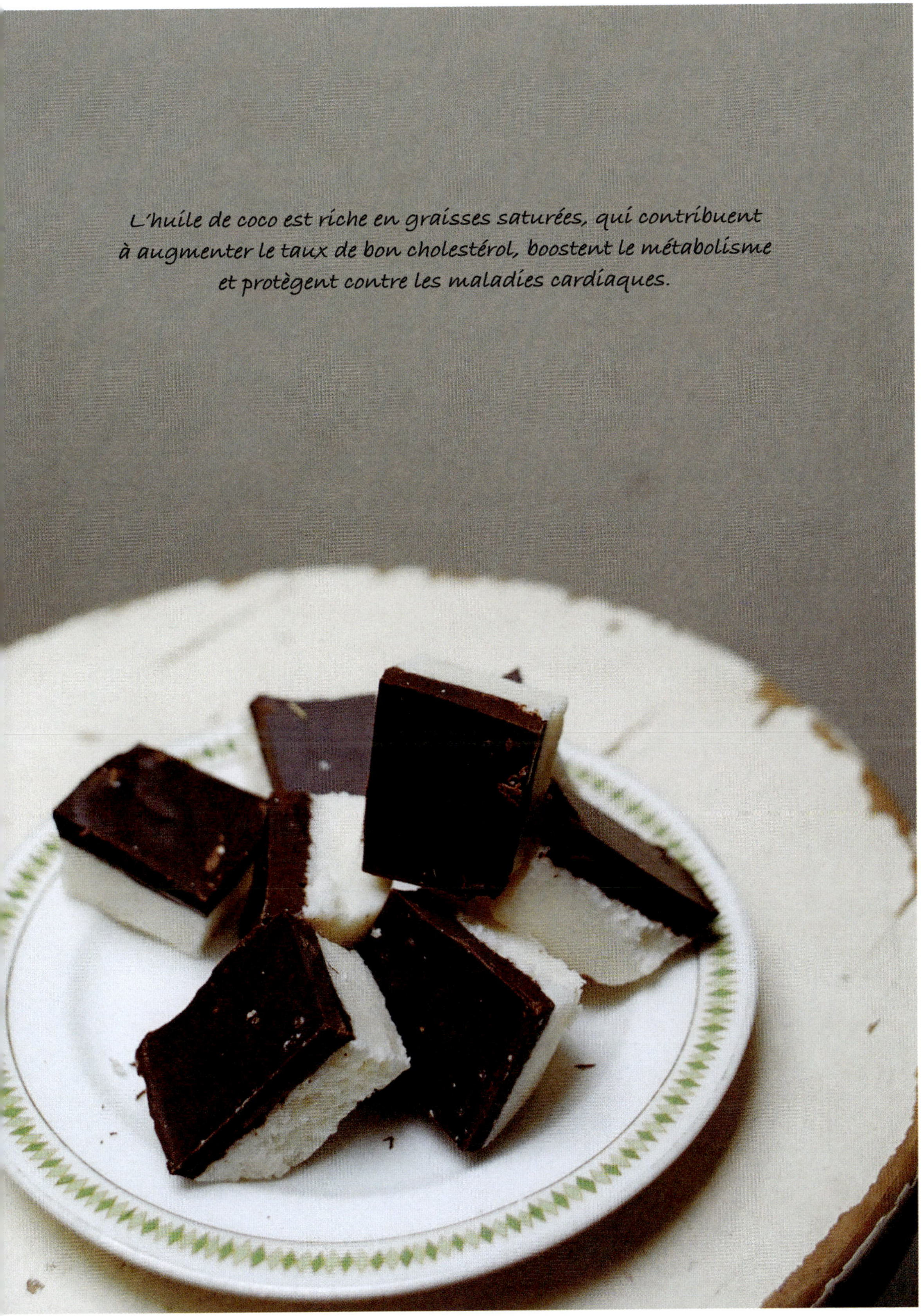

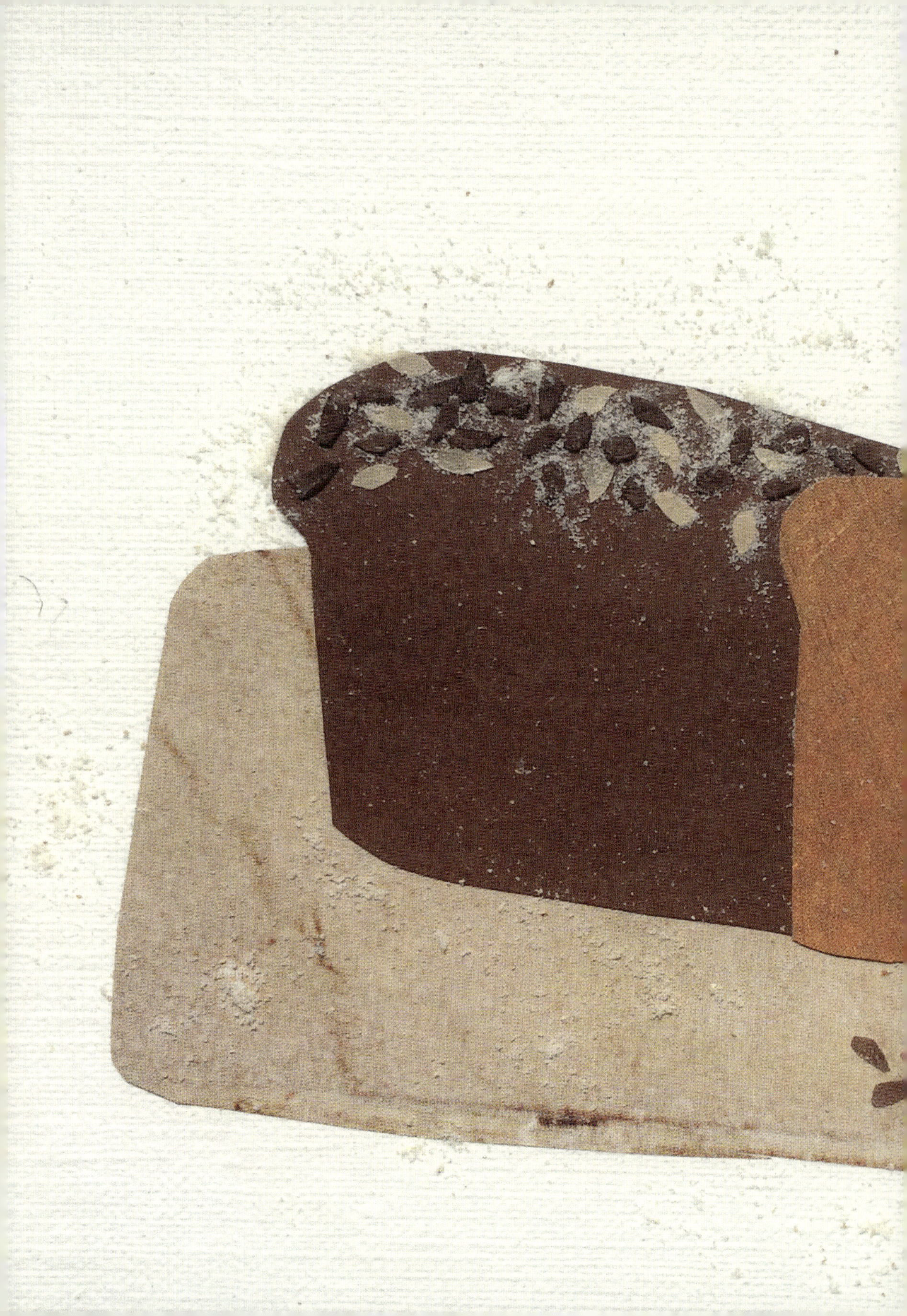

PAINS

Faire son propre pain, le cuire et tester de nouveaux ingrédients est une expérience culinaire des plus intéressantes. C'est aussi l'occasion de trouver de nouvelles idées pour utiliser les céréales dans votre cuisine.

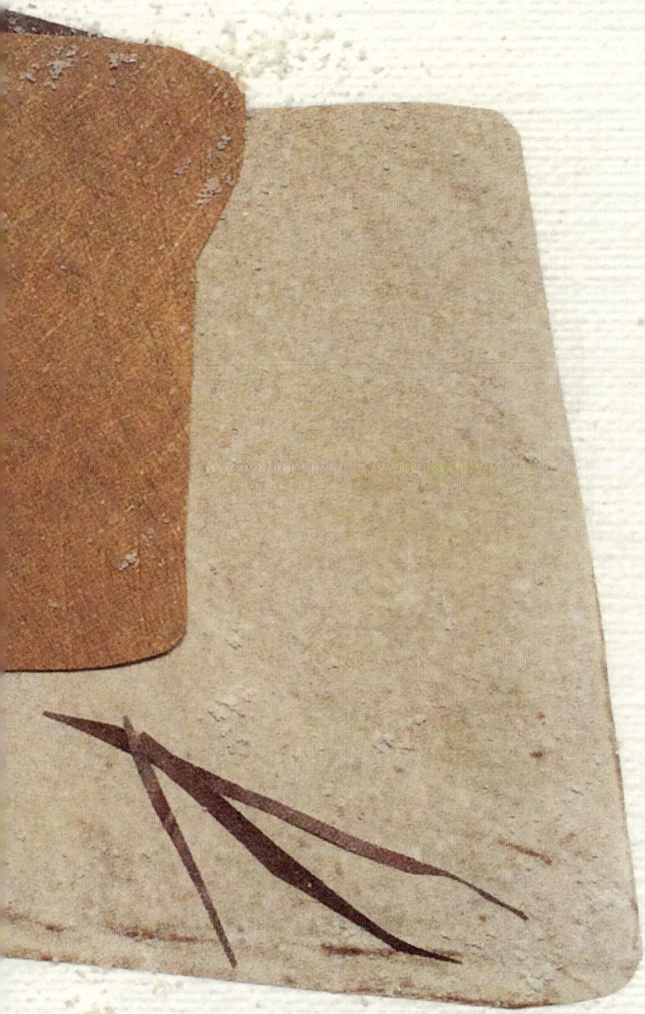

QU'EST-CE QUE LE GLUTEN ?

Le gluten est une protéine présente dans certaines farines (blé dur, petit épeautre, épeautre, blé de Khorasan, seigle, orge, etc.). Il agit comme un liant, grâce auquel le pain et les gâteaux peuvent être solides, et conserver leur forme et leur texture. Les propriétés du gluten peuvent interférer avec la dégradation et l'absorption de nutriments – y compris ceux qui sont présents dans les autres aliments – au cours du même repas.

OÙ EN SOMMES-NOUS AVEC LE « SANS GLUTEN » ?

Grâce à mon travail, et d'après ma propre expérience, j'ai remarqué que l'intolérance au gluten est fréquente et peut causer de la fatigue, une faiblesse musculaire et des problèmes digestifs. En tant que naturopathe et phytothérapeute, j'ai souvent constaté de très nettes améliorations chez mes patients dès qu'ils excluaient le gluten de leur alimentation. De nombreuses études ont été menées sur ce sujet. J'ai lu et écouté des professionnels à ce propos, et tous parviennent à la même conclusion.

J'avais envie que ce livre soit accessible à tous, raison pour laquelle j'ai décidé de n'y faire figurer que des recettes sans gluten (certaines contiennent de l'avoine, qu'on peut remplacer facilement si on y est intolérant).

J'ajoute – cela me semble important – que le blé moderne est très différent du blé ancien. Sa proportion de gluten a considérablement augmenté en raison des hybridations. En outre, jusqu'au XIXe siècle, le blé était souvent mélangé à d'autres graines, des légumineuses et des noix. Ce n'est qu'au cours des deux cents dernières années que la farine de blé pure a été transformée en farine blanche raffinée.

SOYEZ TOUJOURS POSITIF !

N'oubliez pas que le monde est riche en aliments différents – y compris des produits naturellement sans gluten – qu'il vous reste sans doute à découvrir. Je ne rejette aucun régime, et je ne fais pas de prosélytisme non plus : je crois que nous sommes tous différents et que nous devons découvrir la meilleure façon de nous alimenter et d'apprécier la nourriture qui nous correspond.

Les produits suivants ne contiennent pas de gluten : le quinoa, l'amarante, le riz, le sarrasin, le millet, le teff, le maïs, les lentilles, les haricots, les pois chiches. Voici quelques informations sur les origines et les propriétés de certains de ces ingrédients.

L'amarante

- Originaire d'Amérique, c'était l'un des aliments de base des Aztèques, des Incas et des Mayas.

- Il est riche en minéraux comme le potassium, le fer, le phosphore, le calcium, le magnésium et le manganèse, ainsi qu'en protéines et en fibres.
- Il prévient les problèmes de santé tels le diabète et les maladies cardiaques, il favorise la digestion et régule l'hypertension artérielle.

Le sarrasin

- De la même famille que l'oseille et la rhubarbe, le sarrasin a été cultivé pour la première fois en Asie du Sud-Est, puis s'est répandu au Moyen-Orient et en Europe.
- Naturellement sans gluten, il contient des vitamines B et E, du chrome, du cuivre, du magnésium, du fer, du zinc, des flavonoïdes et des fibres.
- Très doux pour l'estomac, il protège aussi les intestins. Il est riche en principes antioxydants et anti-inflammatoires.

Les lentilles

- Cultivées dans le monde entier, elles sont originaires du Canada, d'Inde, de Turquie et d'Australie.
- Elles sont une bonne source d'acides aminés essentiels, de vitamine B1, de folate, de cuivre et de magnésium.
- Elles stimulent la fonction cérébrale et encouragent le processus enzymatique, préalable à la production d'énergie. Elles favorisent la guérison.

Le millet

- Cultivée dans le monde entier mais originaire d'Afrique occidentale, cette plante à petites graines est très populaire en Asie et en Afrique.
- Elle contient une bonne quantité de magnésium, de fer, de potassium et de vitamines B.
- Bonne pour le cœur, elle est facile à digérer et stimule le métabolisme.

Le quinoa

- La culture du quinoa s'est développée dans les plaines des hautes terres des Andes, mais on en trouve aussi en Europe.
- Il est riche en protéines et en acides aminés essentiels. C'est une excellente source de vitamines B, E et de minéraux essentiels comme le folate, le fer, le cuivre, le calcium, le potassium et le magnésium.
- Il est excellent pour la digestion, les intestins, et il régule le cholestérol. Ses antioxydants protègent contre les radicaux libres, les infections et le vieillissement. C'est également une très bonne source de protéines végétales.

Le riz

- Originaire d'Asie et de certaines parties de l'Afrique, le riz est aujourd'hui cultivé un peu partout dans le monde.
- Il est riche en vitamines B et en magnésium.
- Très digeste, il est anti-inflammatoire et apaisant pour la muqueuse digestive. Il stimule le métabolisme et est très bon pour les cheveux et la peau.

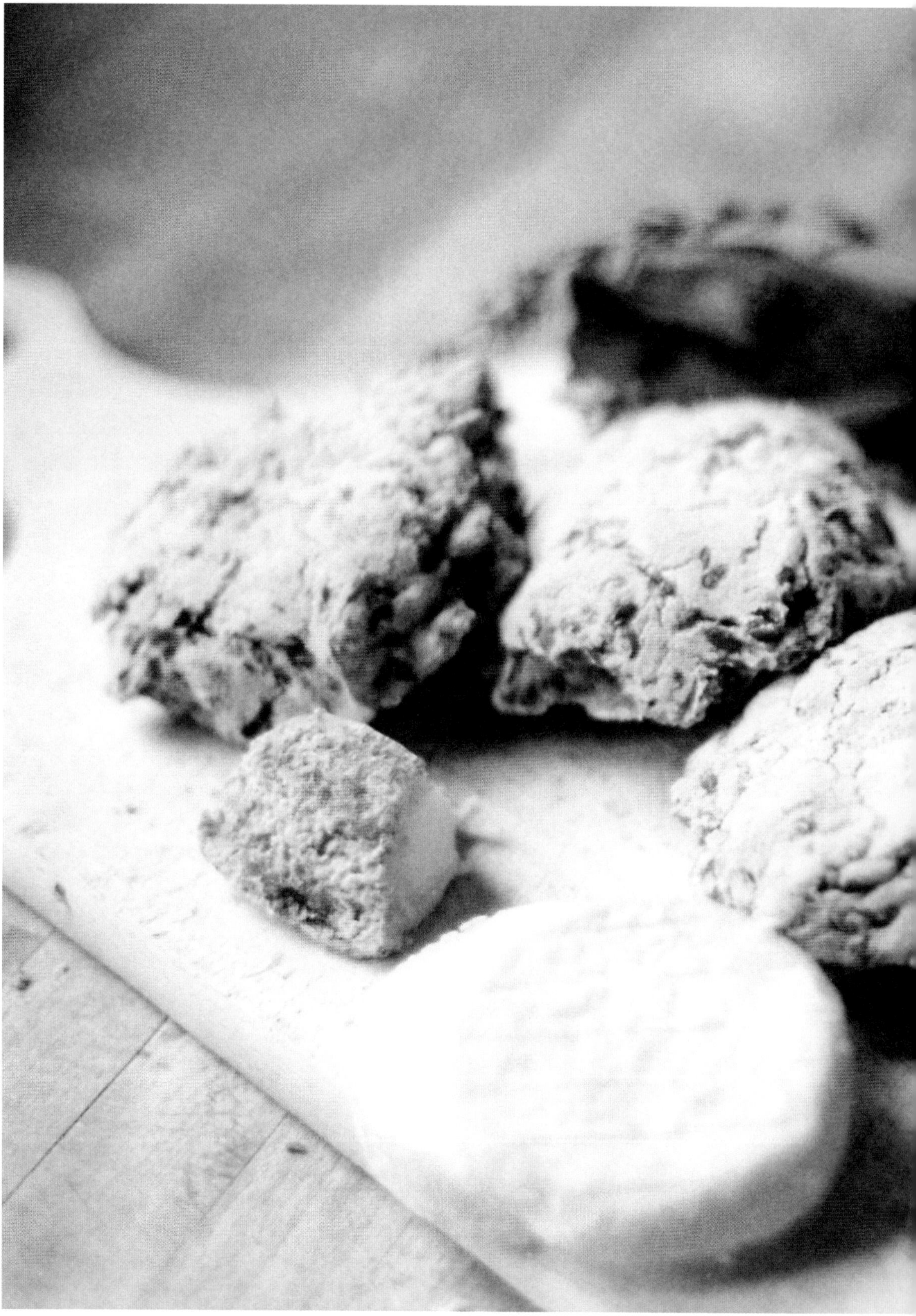

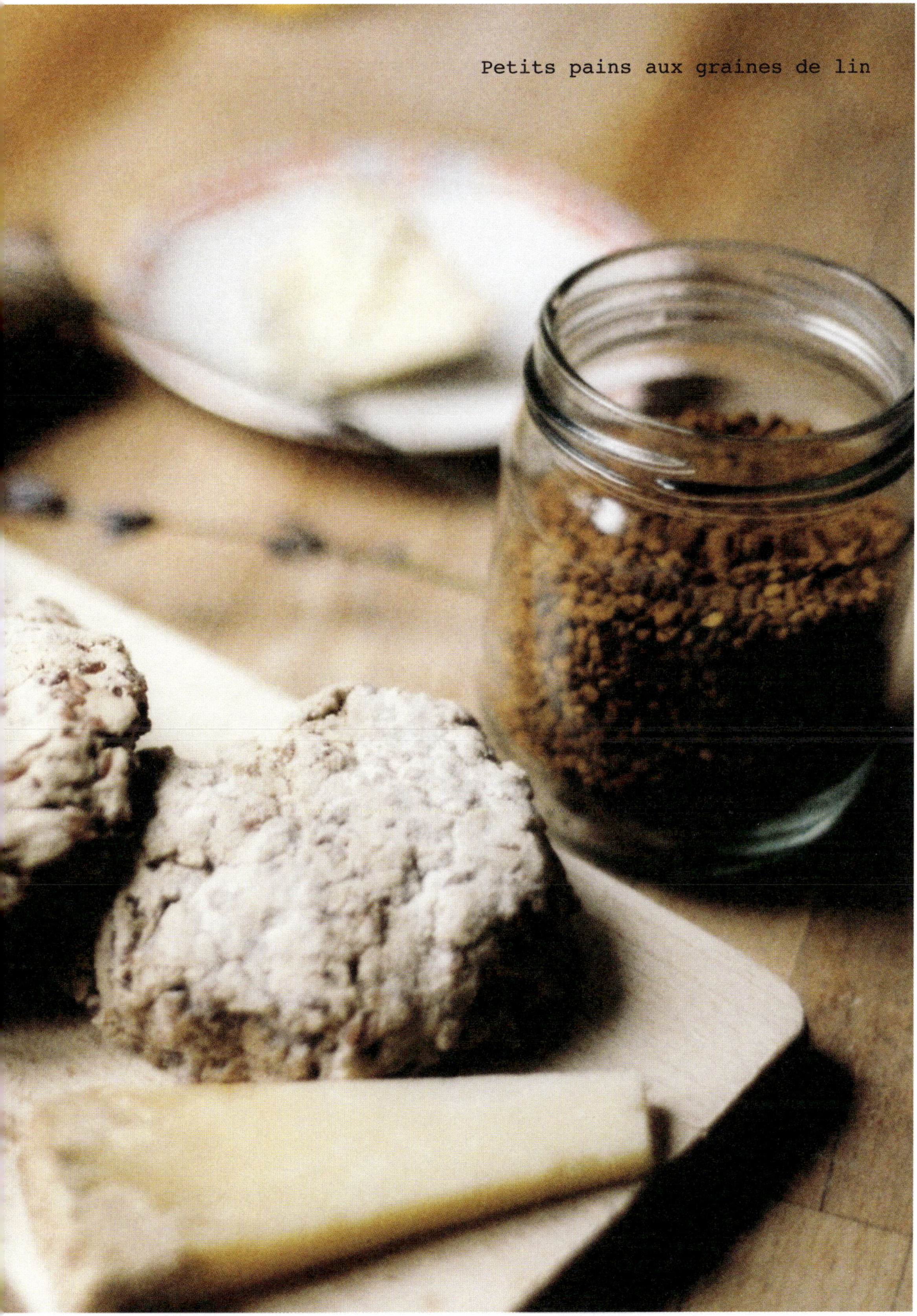
Petits pains aux graines de lin

PETITS PAINS AUX GRAINES DE LIN

70 g de graines de lin
400 ml d'eau
120 g de farine de sarrasin
+ 50 g pour le pétrissage
200 g de farine de riz
2 c. à c. de levure chimique
1 c. à c. de sel
1 c. à c. d'huile de coco extra-vierge
1 c. à c. de cannelle en poudre

Pour 6 petits pains

Faites tremper les graines de lin dans 200 ml d'eau pendant 2 heures.

Préchauffez le four à 185 °C (th. 6-7). Graissez une plaque à pâtisserie.

Ajoutez les ingrédients secs dans le mélange de graines de lin, puis arrosez avec l'huile de coco (si elle est solide, faites-la fondre au four pendant quelques secondes) et 100 ml d'eau. Mélangez le tout, puis mouillez avec l'eau restante. La pâte doit être très collante et de couleur gris-brun, car le sarrasin est naturellement gris.

Farinez vos mains. Saupoudrez un plan de travail avec 50 g de farine de sarrasin et pétrissez la pâte. Divisez-la en 6 pâtons de 130 à 140 g chacun.

Disposez-les sur la plaque à pâtisserie et enfournez pour 20 à 30 minutes au milieu du four.

PAIN MULTIGRAINES

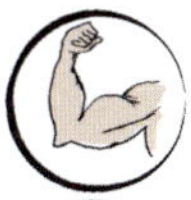

150 g d'amandes
100 g de graines de sésame
100 g de graines de lin
100 g de graines de tournesol
150 g de graines de courge
2 c. à s. d'huile d'olive vierge extra
+ un peu pour graisser
1 c. à c. de gingembre en poudre
1 c. à c. de cannelle en poudre
1 pincée de sel
5 œufs battus

Pour 1 pain

Préchauffez le four à 160 °C (th. 5-6). Graissez un moule à pain de 25 x 7,5 cm avec de l'huile ou tapissez-le de papier cuisson – prévoyez un grand rectangle et laissez le surplus de papier dépasser du moule.

Réduisez les amandes en poudre très fine à l'aide d'un robot ménager. Mettez les autres graines dans le bol de l'appareil – si vous le souhaitez, vous pouvez aussi ajouter des graines de pavot –, et mélangez en donnant quelques tours de lame. Versez l'huile, les épices et le sel.

Ajoutez les œufs battus et mixez de nouveau, puis versez la pâte dans le moule.

Enfournez pour 1 h 15 au milieu du four, puis laissez refroidir dans le moule avant de servir.

Naturellement sans gluten, riche en protéines et en fibres, ce pain comblera les gourmets !

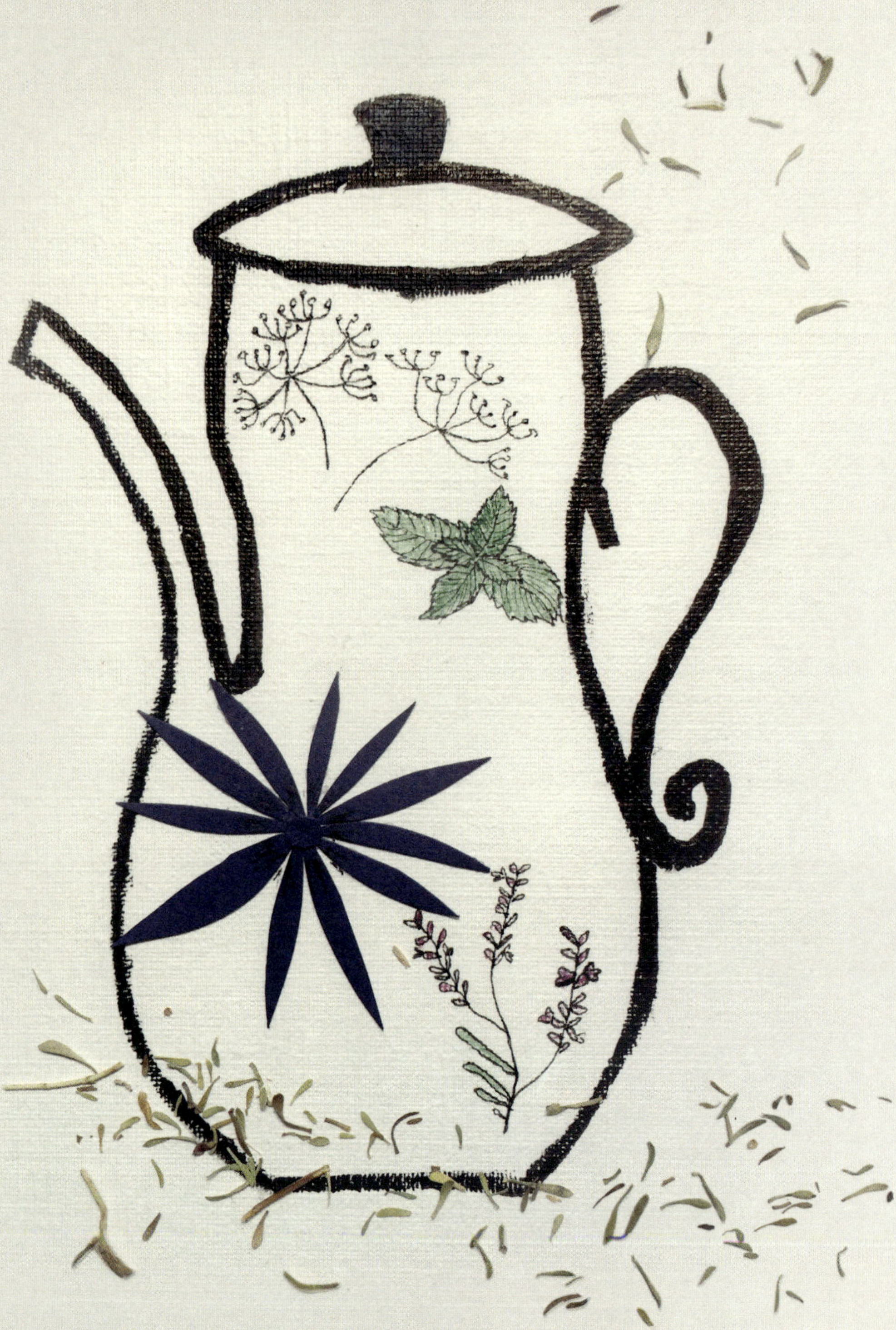

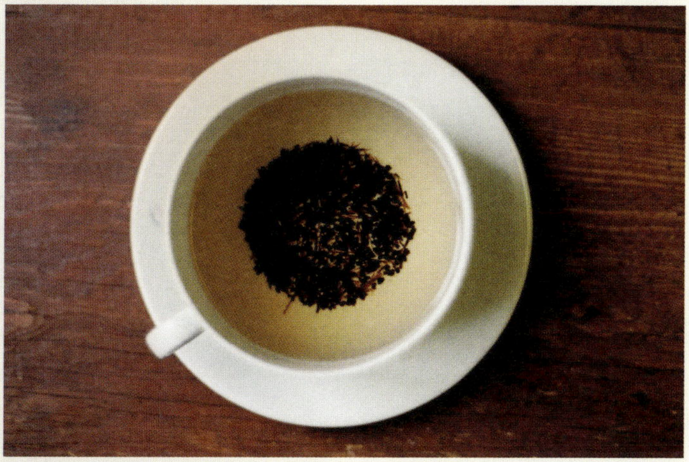

INFUSIONS & BOISSONS CHAUDES

Je sais à quel point le corps et l'esprit sont liés – c'est cette conviction qui me motive tous les jours, dans mon travail de naturopathe et phytothérapeute mais aussi dans ma façon de cuisiner. Ne sous-estimez pas le pouvoir des plantes médicinales, consommées ici sous forme d'infusions : elles sont les alliées de votre équilibre.

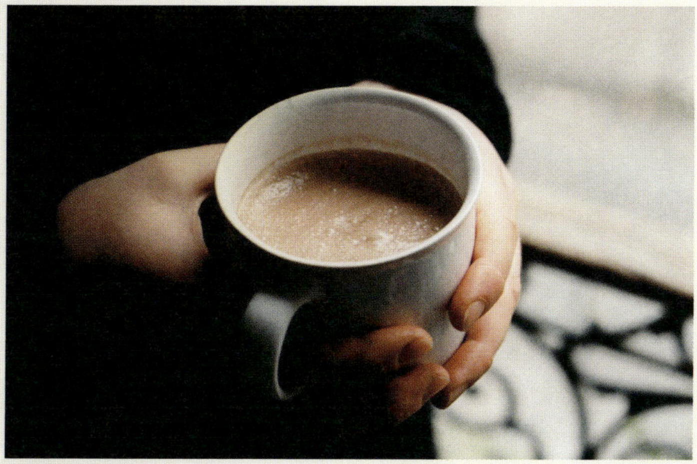

La pharmacopée à base de plantes est celle qui est le plus largement utilisée dans le monde, et c'est aussi la plus ancienne. J'ai un immense respect pour tout ce qui a trait à la phytothérapie. Les parties des végétaux généralement utilisées à des fins médicinales sont les graines, les baies, les racines, les feuilles, l'écorce ou les fleurs. Aujourd'hui, vous trouverez des principes de plantes sous forme de gélules ou de teintures, mais vous pouvez consommer la plante séchée en infusion.

Je suis convaincue que si nous pouvions revenir à une approche plus naturelle de la médecine, le monde se porterait mieux. À l'heure actuelle, on utilise les molécules chimiques à outrance, et je suis sceptique quant à leur réel pouvoir de guérison. Les médicaments généralement prescrits en allopathie traitent souvent les symptômes aigus, mais ils ne règlent rien car ils ne s'attaquent pas à la racine du problème. Je rêve d'un monde dans lequel nous respecterions une nature bienfaisante, dont les pouvoirs pourraient nous soigner.

Identifiez toujours ce qui est bon pour vous : tout le monde ne réagit pas de la même manière à un principe actif. Quelles que soient les propriétés d'une plante, nous sommes tous différents et uniques face à ses effets.

Après avoir étudié de nombreuses plantes lorsque je passais mon diplôme de phytothérapeute, j'ai mis mes connaissances en pratique, concrètement. Ici, je partage avec vous certaines de mes plantes préférées : elles sont faciles à trouver – il y a fort à parier que vous en avez chez vous sans le savoir – et elles sont couramment utilisées en médecines douces.

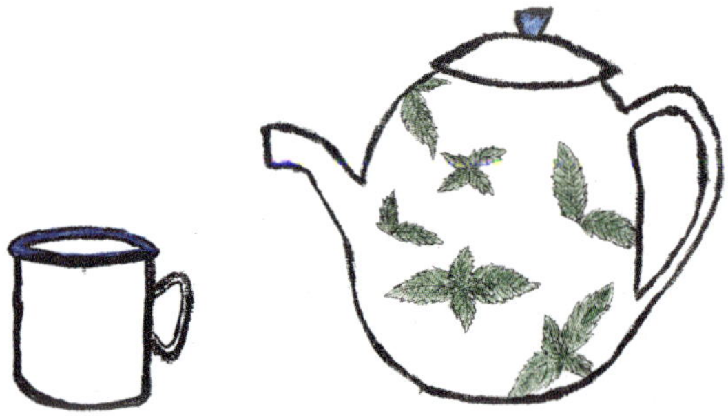

INFUSIONS

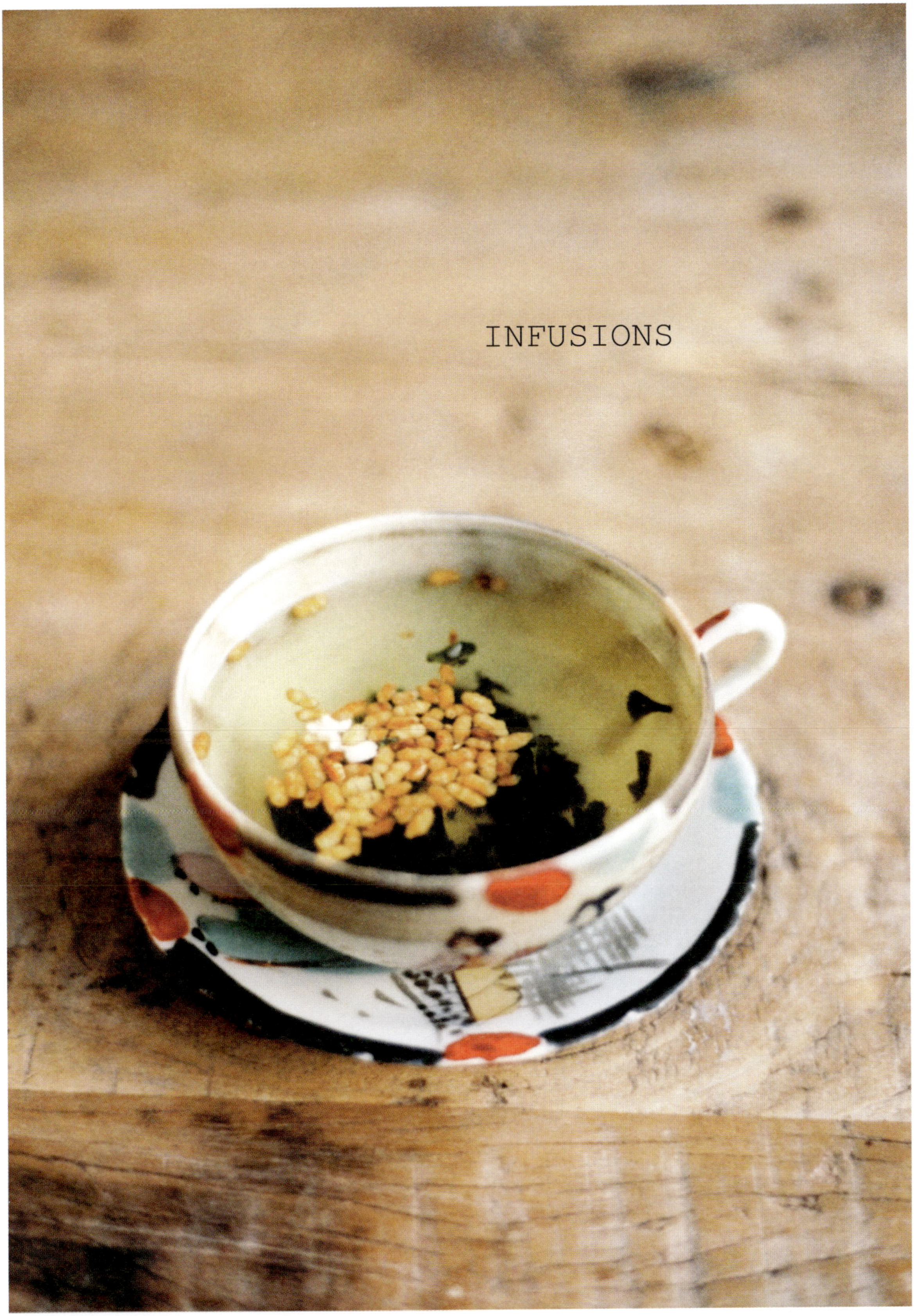

FAITES VOS INFUSIONS

- Choisissez vos plantes, fraîches ou séchées.
- Faites bouillir 1 litre d'eau.
- Lorsqu'elle est tout juste bouillante, versez-la dans votre théière.
- Jetez vos herbes (voir leurs propriétés et les doses indiquées ci-dessous) dans l'eau et laissez infuser 10 minutes – temps suffisant selon moi. Si vous laissez infuser plus longtemps, vous obtiendrez une décoction plus forte : testez ce qui vous convient le mieux.
- Filtrez l'infusion à travers une passoire à thé, dans une tasse ou dans un récipient adapté et consommez-la tout au long de la journée.

Camomille

Connue pour ses propriétés apaisantes et relaxantes, elle soulage les maux d'estomac, les douleurs menstruelles, favorise le sommeil et la digestion.
Dosage : 4 à 8 g

Cardamome

Cette épice contient de nombreuses huiles essentielles et possède des propriétés antiseptiques, digestives et diurétiques. Elle stimule le métabolisme et la circulation sanguine.
Dosage : 10 gousses de cardamome verte

Chardon-marie

Couramment utilisé pour protéger le foie, le chardon-marie est un puissant antioxydant ainsi qu'un détoxifiant.
Dosage : 4 g

Gingembre

Excellent pour le système vasculaire, la digestion et la libido. C'est un antioxydant puissant qui stimule le système immunitaire.
Dosage : environ 8 g de gingembre frais, épluché et haché

Graines de fenouil

Grand allié de la digestion, le fenouil soulage les crampes, diminue les gaz et les ballonnements. Excellent contre la mauvaise haleine.
Dosage : 1 c. à s.

Menthe poivrée

Elle stimule la digestion et soulage les maux d'estomac. La menthe poivrée est une plante apaisante qui réduit le stress et redonne de l'énergie. Des études ont prouvé que l'arôme de la menthe poivrée améliore la mémoire et la concentration.
Dosage : 4 g

Pau d'arco (ma préférée)
Cette écorce est prélevée sur de grands arbres de la forêt amazonienne et en Amérique du Sud. Elle est utilisée depuis longtemps en phytothérapie, partout dans le monde. Elle contient des flavonoïdes et des principes astringents. Elle possède des propriétés antibactériennes, antivirales et antifongiques. Elle stimule le système lymphatique – elle est donc très efficace lors d'un régime détoxifiant. Elle nettoie le sang, renforce le système immunitaire et favorise la digestion. On l'utilise traditionnellement pour lutter, entre autres, contre les problèmes gastro-intestinaux, les mycoses, la constipation et les allergies.
Dosage : 1 ½ c. à s.

Pissenlit
Cette plante diurétique stimule le foie et les reins. Ses principes amers favorisent la digestion.
Dosage : 4 à 8 g

Romarin
Il stimule la circulation sanguine et améliore la mémoire. Le romarin soulage les maux de tête et les migraines, favorise la digestion et aide à lutter contre les inflammations musculaires.
Dosage : 4 g

Thym
Il a été prouvé que les huiles essentielles contenues dans le thym, comme le thymol, sont antifongiques et antiseptiques. Le thym est l'une des plantes les plus riches en antioxydants. Il soulage la toux, les maux de gorge et les inflammations. Il peut aussi aider à calmer les crises d'asthme.
Dosage : 4 g

Valériane
Cette plante contient des principes actifs souverains contre les problèmes de sommeil, l'anxiété, la tension nerveuse, les maux de ventre, les maux de tête ainsi que tous les symptômes liés au stress en général.
Note : la valériane peut interagir avec certains médicaments, demandez toujours conseil à votre médecin si vous suivez un traitement.
Dosage : 1 à 4 g

Les informations contenues dans ces pages, ainsi que les posologies, sont d'ordre général. Si vous suivez un traitement, demandez toujours conseil à un médecin, un nutritionniste ou un phytothérapeute.

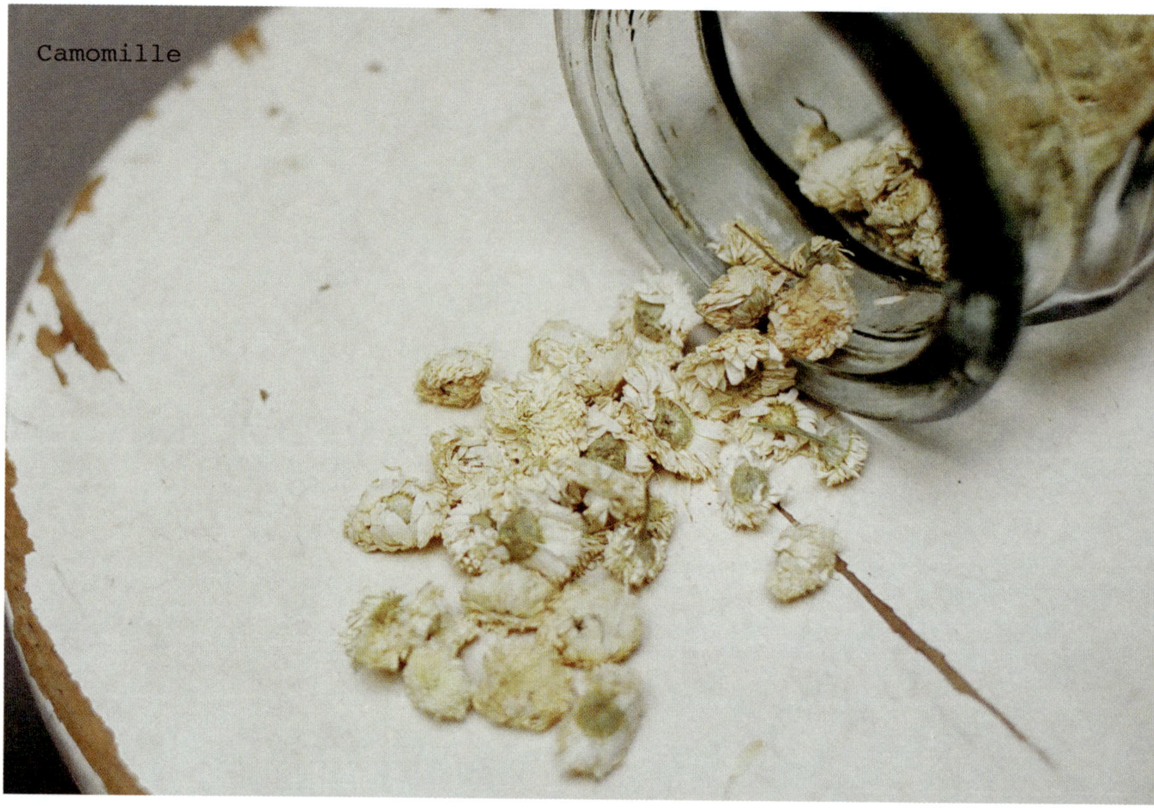
Camomille

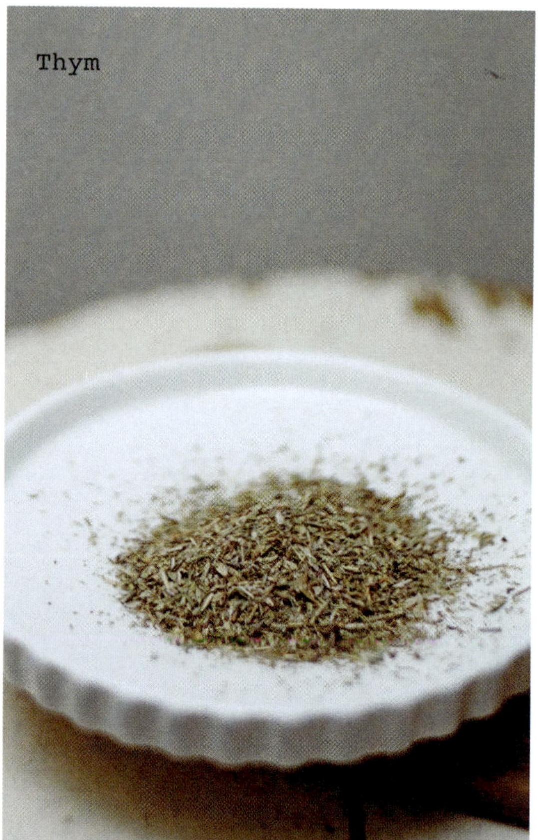
Thym

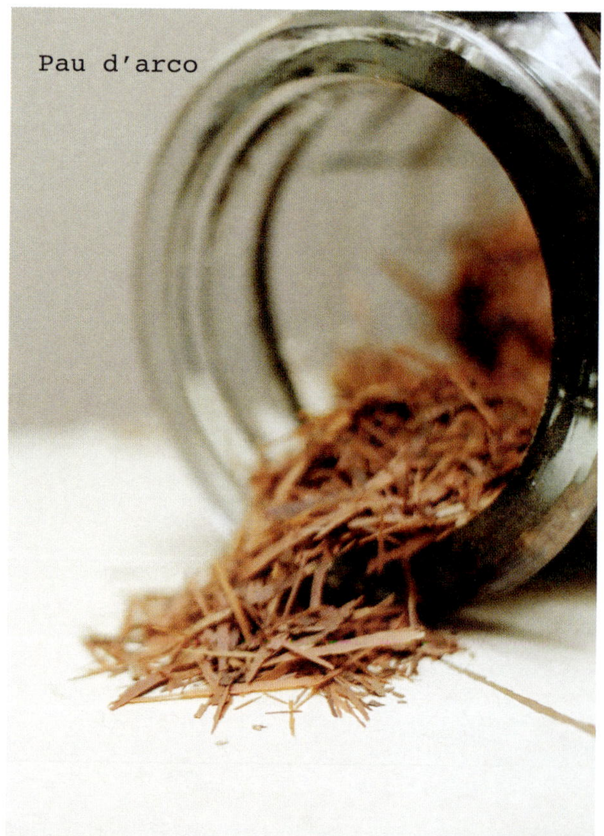
Pau d'arco

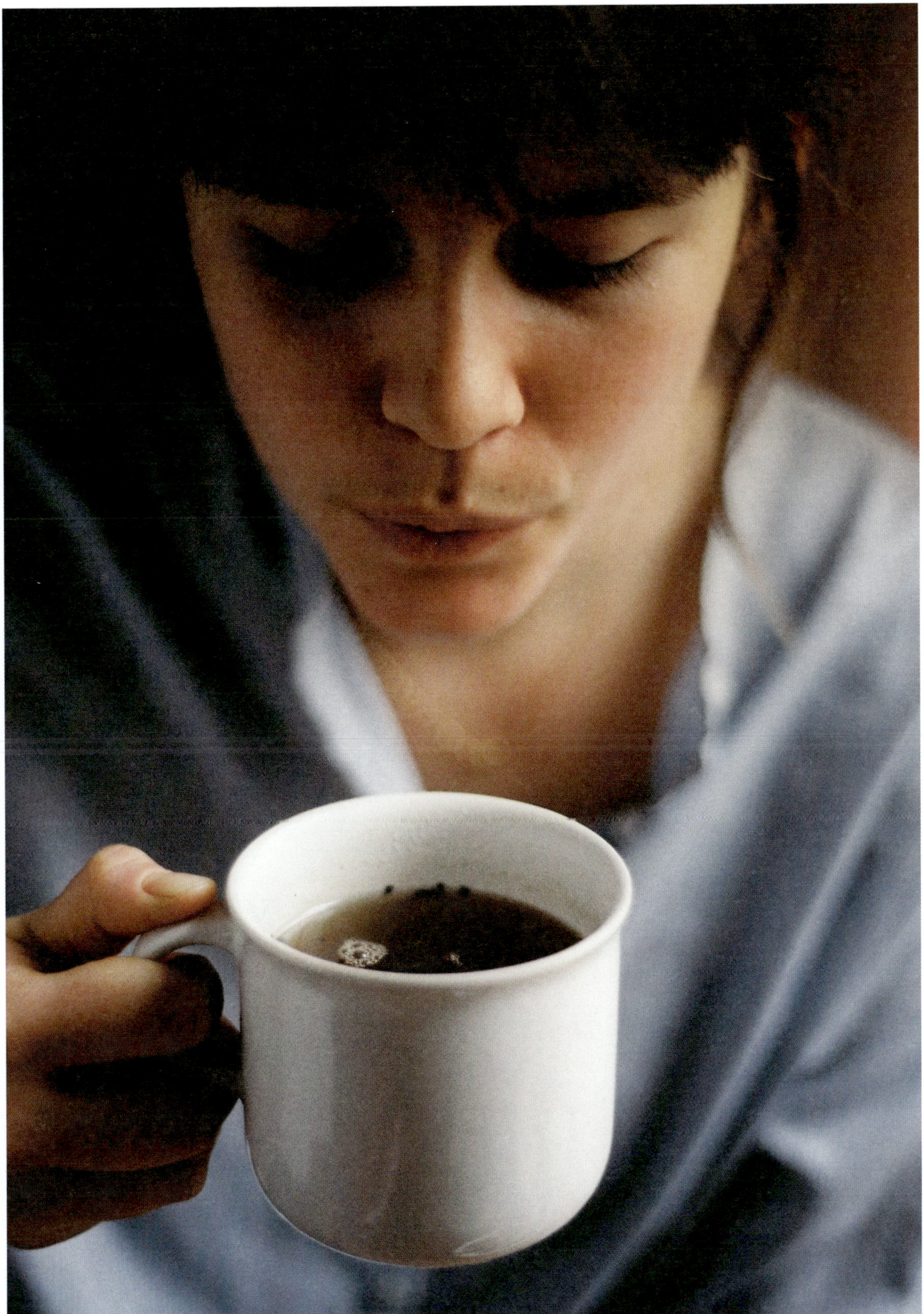

BOISSONS CHAUDES

CHAI APAISANT

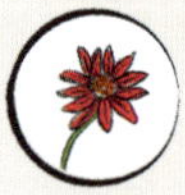

1 gousse de vanille
4 gousses de cardamome verte
1 bâton de cannelle
3 clous de girofle
1 cm de gingembre coupé en fines lamelles
600 ml d'eau filtrée
1 petite poignée de fleurs de camomille
100 ml de lait d'amande (voir recette page 25, ou se le procurer dans le commerce, sans sucre ajouté)
2 c. à s. de miel (facultatif)

Pour environ 700 ml

Coupez la gousse de vanille en deux dans la longueur et grattez les graines. Vous pouvez incorporer l'intégralité des graines dans l'infusion ou juste la moitié, selon votre goût.

Posez une casserole sur feu moyen et faites doucement torréfier la cardamome pour en libérer les arômes.

Ajoutez la vanille (avec sa gousse si vous le souhaitez), la cannelle, les clous de girofle et le gingembre. Arrosez d'eau et portez à ébullition. Laissez infuser hors du feu pendant 10 minutes avant d'ajouter les fleurs de camomille. Prolongez le temps d'infusion de 5 minutes.

Filtrez le mélange à travers une passoire et transvasez-le de nouveau dans la casserole.

Complétez par le lait d'amande et faites chauffer. Servez éventuellement additionné d'un peu de miel.

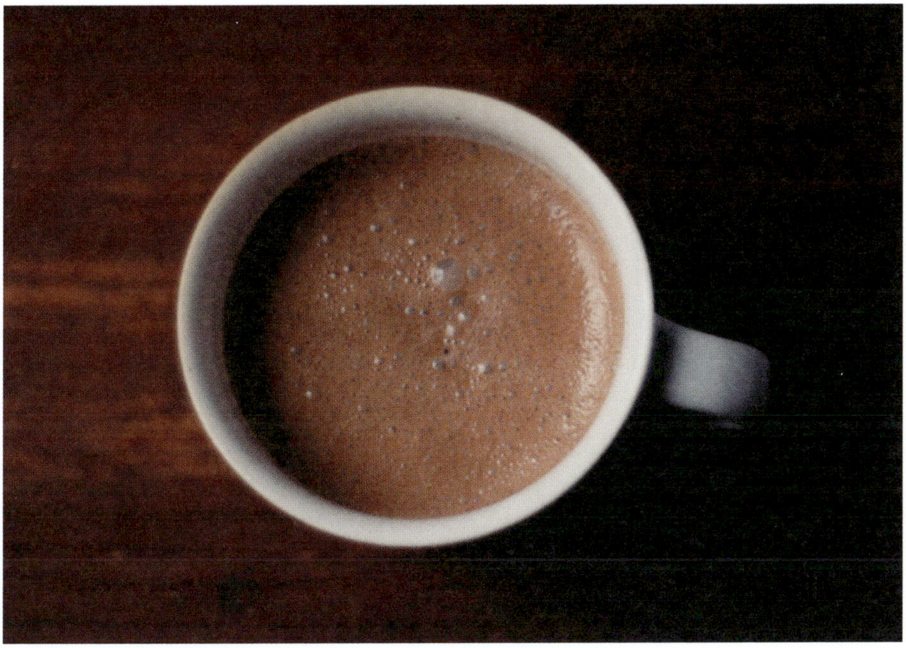

MON CHOCOLAT CHAUD MAISON

50 ml d'eau
200 ml de lait de coco
4 petits morceaux de chocolat noir 100 % de cacao
1 c. à c. de maca en poudre
1 pincée de poudre de vanille
1 c. à c. de miel bio (ou de sirop d'agave)

Pour 1 grande tasse

Faites chauffer l'eau jusqu'au point d'ébullition, puis ajoutez le lait de coco, le chocolat, la maca en poudre et la vanille. Baissez le feu et mélangez jusqu'à ce que le chocolat soit fondu.

Servez dans une tasse, avec du miel.

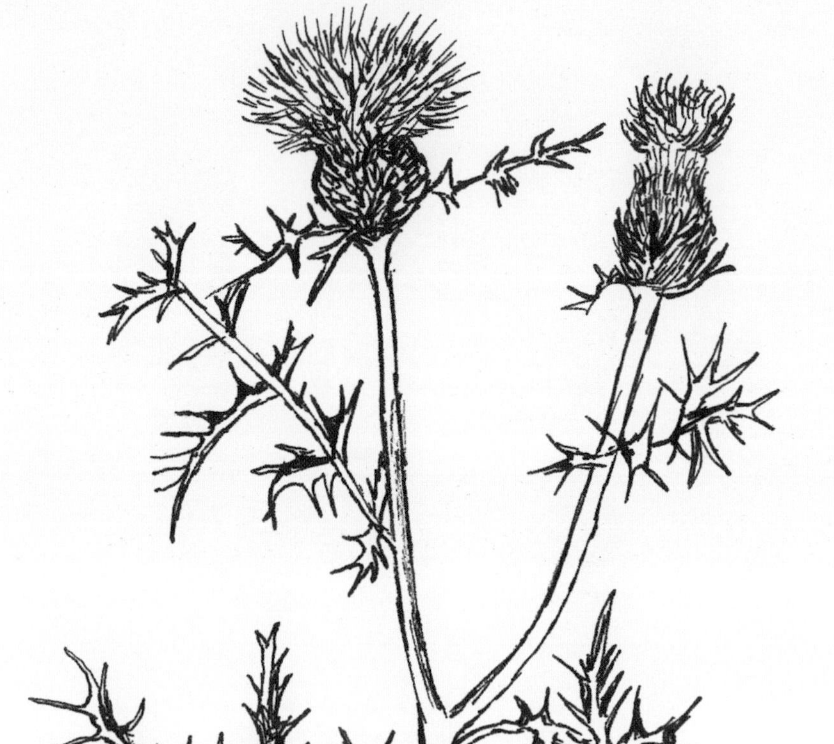

Silybum marianum.

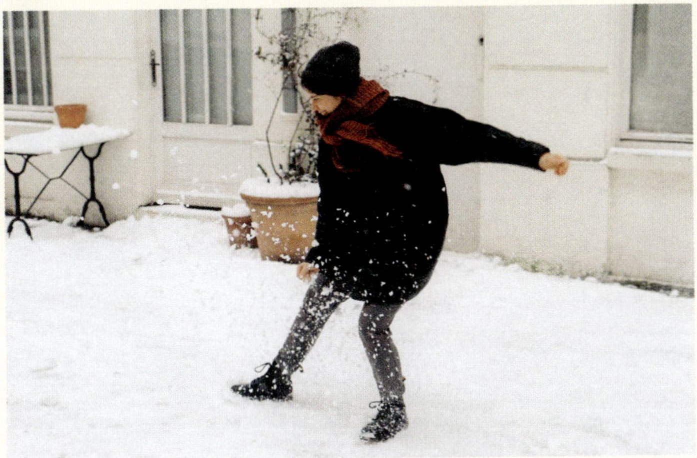

DÉTOXIFIER LE CORPS & L'ESPRIT

Il faut parfois savoir faire un peu de ménage dans notre organisme. C'est pourquoi je souhaite partager avec vous mon expérience en la matière, afin de vous aider, en quelques gestes très simples, à purifier votre corps et votre esprit.

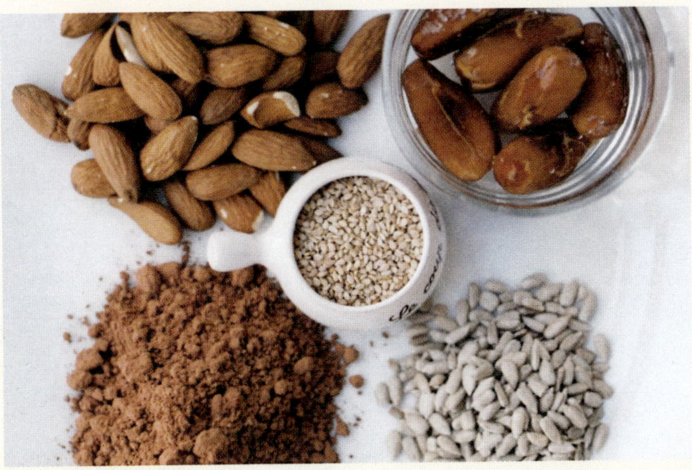

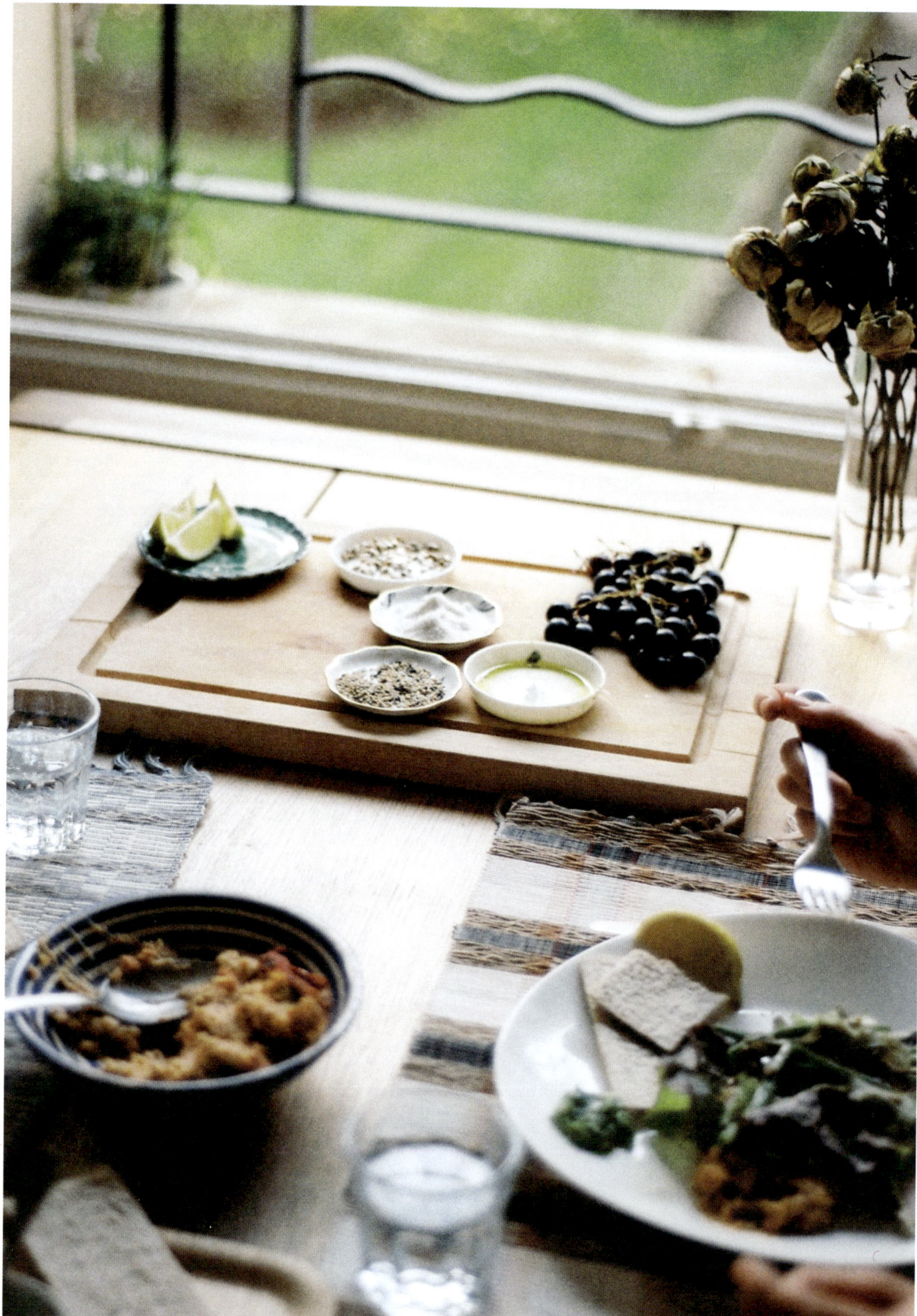

MANGER EN CONSCIENCE

Repas sur le pouce, plateau télé, déjeuner devant son ordinateur, au travail... malheureusement, ces comportements alimentaires sont trop fréquents dans nos vies modernes. Nous prenons rarement le temps de nous détendre lors d'un repas.

Nous oublions que, lorsque nous mangeons, c'est notre corps que nous aidons à fonctionner : la digestion est le processus qui permet l'absorption des vitamines, des oligoéléments, et qui procure de l'énergie. Lorsque l'on mange trop vite, ou sans y prendre garde, la digestion ne peut pas se passer comme elle le devrait – le stress ralentit et gêne ce processus.

C'est le système nerveux parasympathique, ou vagal, qui prend en charge – entre autres – la digestion, tandis que le système nerveux sympathique gère le stress. Les systèmes fonctionnent en synergie. C'est pourquoi, au moment des repas, pour favoriser la digestion, nous devons éliminer les sources de stress.

Prendre conscience de sa façon de se nourrir

- L'endroit où vous prenez votre repas doit offrir peu de distractions.
- Appréciez votre nourriture – soyez conscient du goût, de la texture, de la température et du parfum de vos aliments.
- Sauter des repas, faire un régime hypocalorique, consommer des menus peu équilibrés provoque des carences en éléments nutritifs et occasionne souvent des troubles alimentaires.
- Les grignotages incessants perturbent la digestion et peuvent facilement conduire à des sautes d'humeur, des flatulences et à de mauvaises habitudes alimentaires.

Conseils pour une digestion optimale

- Faites tremper vos graines et vos noix : cela active les enzymes qu'elles contiennent, qui favorisent la digestion.
- Mâchez suffisamment votre nourriture !
- Éliminez toute source de stress dans votre environnement.
- Adoptez une routine.
- Dînez au moins 2 heures avant de vous coucher.
- Buvez des infusions à base de plantes, comme le pissenlit, le fenouil, la réglisse, le thé vert, le gingembre, la camomille, le pau d'arco...

UNE DÉTOX INTELLIGENTE

Nos vies sont trépidantes, constamment soumises à des pollutions...
Nous sommes exposés en permanence à des toxines, des produits chimiques, des parasites et des bactéries, que notre corps absorbe et doit éliminer ou métaboliser. En outre, la recherche a montré que l'eau courante que nous buvons contient des éléments potentiellement dangereux tels que de l'arsenic, du fluor et du chlore.

Les particules de ces toxines se fixent dans notre corps et créent des déséquilibres, physiques mais aussi mentaux. Si vous vous sentez fatigué, que votre peau est irritée ou que vous êtes ballonné après les repas, une détox de 5 jours pourrait vous aider à refaire le plein d'énergie et de vitalité.

Étant donné ce que nous faisons subir à notre corps chaque minute, il mérite bien un peu de considération, du repos et des soins, quelques fois par an !

Pour démarrer une détox, que faut-il faire ?

- Évitez les farines raffinées, le sucre et les aliments transformés.
- Supprimez la caféine.
- Évitez l'alcool.
- Équilibrez votre glycémie en consommant des protéines telles que des milk-shakes hyperprotéinés, des œufs et des beurres végétaux au petit déjeuner.
- Mangez régulièrement pendant toute la journée et ne sautez pas de repas.
- Ne mangez pas au cours des 3 heures précédant l'heure du coucher.
- Supprimez les produits laitiers ainsi que d'autres allergènes connus tels que le gluten.
- Consommez plus de fibres, des légumes, des fruits, des noix, des graines, des haricots et des céréales complètes.
- Augmentez votre apport en oméga-3 en mangeant plus de poissons gras – sardines, hareng et saumon –, ainsi que des œufs et des noix.
- Mangez bio, pour éviter d'ingérer ces perturbateurs endocriniens que sont les pesticides.

Détox, la bonne méthode

Il existe plusieurs types de détox. Vous pouvez mettre en place une routine quotidienne, c'est la méthode la plus simple, la plus économique et la plus douce, et dont les conséquences à long terme seront extrêmement bénéfiques. Ou vous pouvez adopter une approche plus intensive, avec des restrictions plus ou moins strictes. La durée moyenne d'une détox est de 5 à 10 jours.

Les meilleures périodes de l'année sont le printemps ou l'automne, car les températures sont douces, ni trop chaude ni trop froide.

Une détox doit toujours être effectuée prudemment, mais sans jamais prendre de risque pour sa santé. Nous ignorons quelles sont les toxines et les bactéries qu'abrite notre corps et, lorsqu'elles sont évacuées, cela doit se faire sans traumatisme pour l'organisme. Le danger est de commencer trop violemment – le pouvoir des plantes est réel, il est donc important d'être raisonnable (cependant, n'oubliez pas qu'il est courant d'éprouver des maux de tête et de la fatigue lors des premiers jours).

Ce qui compte vraiment, c'est de trouver le processus qui vous convient, afin d'éliminer les toxines indésirables et de stimuler le travail du foie, qui va être sollicité plus que d'ordinaire. Voici les trois étapes à suivre dans votre routine.

Nettoyez

- Donnez la priorité aux aliments naturels, riche en nutriments et colorés. Supprimez les plus nocifs (voir page ci-contre).
- Choisissez une plante purifiante à consommer en infusion pendant votre détox – par exemple du pau d'arco, de la chlorelle ou de l'armoise annuelle.

Éliminez

- Ajoutez une plante diurétique – par exemple, le pissenlit, la graine de lin ou le céleri – pour favoriser l'élimination des toxines. Buvez beaucoup d'eau filtrée.
- Incluez la pratique du sauna à votre programme détox – la sudation est une excellente façon d'évacuer les toxines (voir ci-dessous).

Protégez votre foie et prenez des antioxydants

- Votre organisme va être sollicité lors de cette détox : protégez-le. Choisissez des aliments bons et sains, et complétez-les avec des épices comme le poivre de Cayenne, le curcuma, le gingembre et le poivre noir.
- Le chardon-marie, l'artichaut et le pissenlit sont excellents pour le foie.

Lisez attentivement les instructions qui figurent sur les emballages des plantes et prenez toujours conseil auprès de votre médecin ou de votre phytothérapeute si vous souffrez de pathologies spécifiques.

Votre peau

La peau est composée de nerfs, de glandes et de couches de cellules qui protègent l'organisme des températures extrêmes et des produits chimiques. La peau est le plus grand organe du corps, et elle joue un rôle crucial lors d'une détox.

Le sauna

Cette pratique est d'une part très agréable, mais aussi redoutablement efficace pour éliminer les toxines. Si vous pratiquez une activité sportive avant votre sauna, exfoliez doucement votre corps avant d'entrer dans la cabine (voir ci-dessous) pour libérer les pores et éliminer encore davantage.

L'exfoliation

Exfolier ma peau avec une brosse douce est mon rituel détox préféré. Cela stimule le système lymphatique, élimine les peaux mortes, libère les pores obstrués et améliore la circulation sanguine. Choisissez une brosse de bonne qualité, en soies naturelles. Frictionnez votre peau quotidiennement pour obtenir de meilleurs résultats – faites-en une habitude. L'un des meilleurs moments est avant votre douche, le matin (évitez de vous frictionner juste avant de vous coucher, car cela donne un coup de fouet à l'organisme et ne prépare pas au sommeil). Frictionnez-vous toujours en allant vers le cœur, ce qui est bon la circulation et le système lymphatique. Brossez tout votre corps, à l'exception du visage, des organes génitaux et de toutes les zones irritées ou sensibles. Soyez ferme dans vos gestes, mais sans brutalité : vous ne devez ressentir aucune douleur.

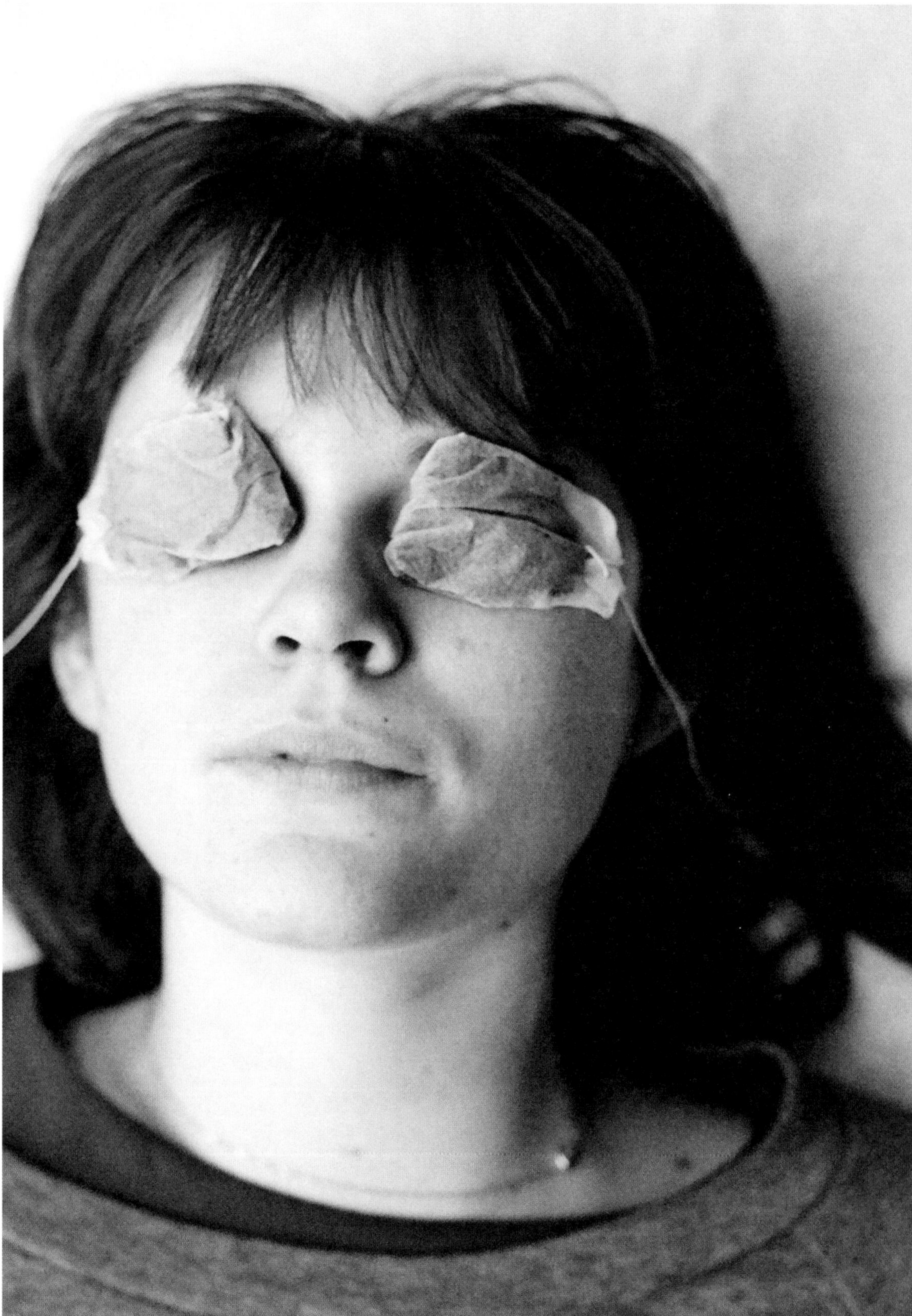

Plantes spéciales détox, en cure ou au quotidien

L'armoise annuelle

Cette plante est utilisée en médecine chinoise et dans d'autres parties de l'Asie depuis des millénaires. C'est un antiparasite puissant. Consommez-la lors d'une détox et lors de voyages à l'étranger, sous des latitudes auxquelles le corps – et, par conséquent, toute sa flore bactérienne – a besoin de s'adapter.

Le cascara

L'écorce du cascara est laxative, elle stimule également la fonction thyroïdienne. Ne l'utilisez que sur de très courtes périodes, et en petites quantités.

Les protéases

Ces enzymes dégradent les protéines dont sont composés certains de vos aliments. Il s'agit d'un processus qui survient naturellement dans notre corps, mais il existe des compléments alimentaires à prendre après les repas, afin de stimuler cette décomposition des protéines, parfois responsables de certaines inflammations. Ces enzymes détruisent également les bactéries et les parasites.

Le gingembre

Non seulement le gingembre est excellent pour la circulation sanguine, mais c'est aussi un anti-inflammatoire et un antioxydant puissant, source d'énergie et de vitalité.

L'origan

L'origan est un antibiotique naturel car il possède des propriétés antibactériennes et antivirales.

Le pau d'arco

Cette écorce se consomme en infusion, en teinture ou réduite en poudre, sous forme de gélule. Elle est très efficace contre les virus, les bactéries et les parasites. Elle purifie également le système lymphatique et le sang.

Le pissenlit

Le pissenlit se consomme le matin, à jeun, avec un jus de citron fraîchement pressé, pour stimuler le fonctionnement du foie et des reins. C'est un diurétique, certes, mais il est aussi excellent pour la digestion. Associez-le à une plante aux vertus purifiantes.

Veillez à toujours consulter votre médecin ou votre phytothérapeute si vous suivez un traitement médical.

UNE PEAU RADIEUSE

Des nettoyants doux pour le visage

Les huiles naturelles possèdent des propriétés nettoyantes et adoucissantes fantastiques : elles éliminent toute trace de maquillage et laissent la peau lisse, propre et hydratée, et ce sans aucun additif, parfum ou autre produit chimique. Procurez-vous une huile bio. Elles ont toutes des propriétés bien spécifiques, choisissez donc celle qui vous convient le mieux (voir ci-dessous).

Instructions

Versez une goutte d'huile de la taille d'une amande dans le creux de vos mains et appliquez-la sur votre visage et votre cou en massant, puis tamponnez doucement avec un coton propre pour éliminer tout excédent. Vous pouvez aussi verser l'huile directement sur le coton et vous démaquiller en frottant délicatement – l'huile dissout le mascara, mais veillez à ne pas en mettre dans vos yeux, ça pique !

Huiles cosmétiques

Abricot Elle apportera douceur et réconfort aux peaux sensibles et matures.
Amande douce Une huile de beauté classique, très douce, adaptée à tous les types de peaux. Son parfum est léger, et elle laisse la peau satinée.
Avocat Régénérante, elle conviendra aux peaux sensibles, sèches et fatiguées.
Noix de coco Antibactérienne, elle est parfaite pour les peaux à problèmes.
Olive L'huile d'olive, plus visqueuse que les autres, est excellente pour les peaux sèches. Il est facile de s'en procurer de très bonne qualité, même en supermarché.
Sésame C'est l'huile des peaux sèches : mélangez-la avec de l'huile d'amande douce ou autres – le parfum de l'huile de sésame est assez fort !

Masque au miel

Le miel est apaisant, nourrissant et hydratant. Utilisez toujours un miel bio.

Instructions

Mettez 1 ou 2 c. à c. de miel dans vos mains et massez doucement votre visage et votre cou, en évitant le contour des yeux. Laissez poser sur votre peau 15 à 20 minutes, puis rincez-vous le visage avec de l'eau tiède – terminez en passant un coton imbibé d'eau afin de vous assurer que tout est bien parti. Appliquez si besoin une huile naturelle pour hydrater et assouplir votre peau.

Gommage exfoliant

Mélangés, l'huile de coco et le sucre roux se transforment en un gommage agréable à utiliser. Il élimine les cellules mortes et les points noirs.

Instructions

Mélangez de l'huile de coco et du sucre roux à parts égales – cette pâte se conserve très bien dans un pot en verre, dans votre salle de bains. Massez doucement ce mélange sur votre visage, par petits mouvements circulaires, du bout des doigts, puis rincez à l'eau chaude. Comme après le masque au miel, appliquez si nécessaire une huile naturelle pour hydrater et assouplir votre peau.

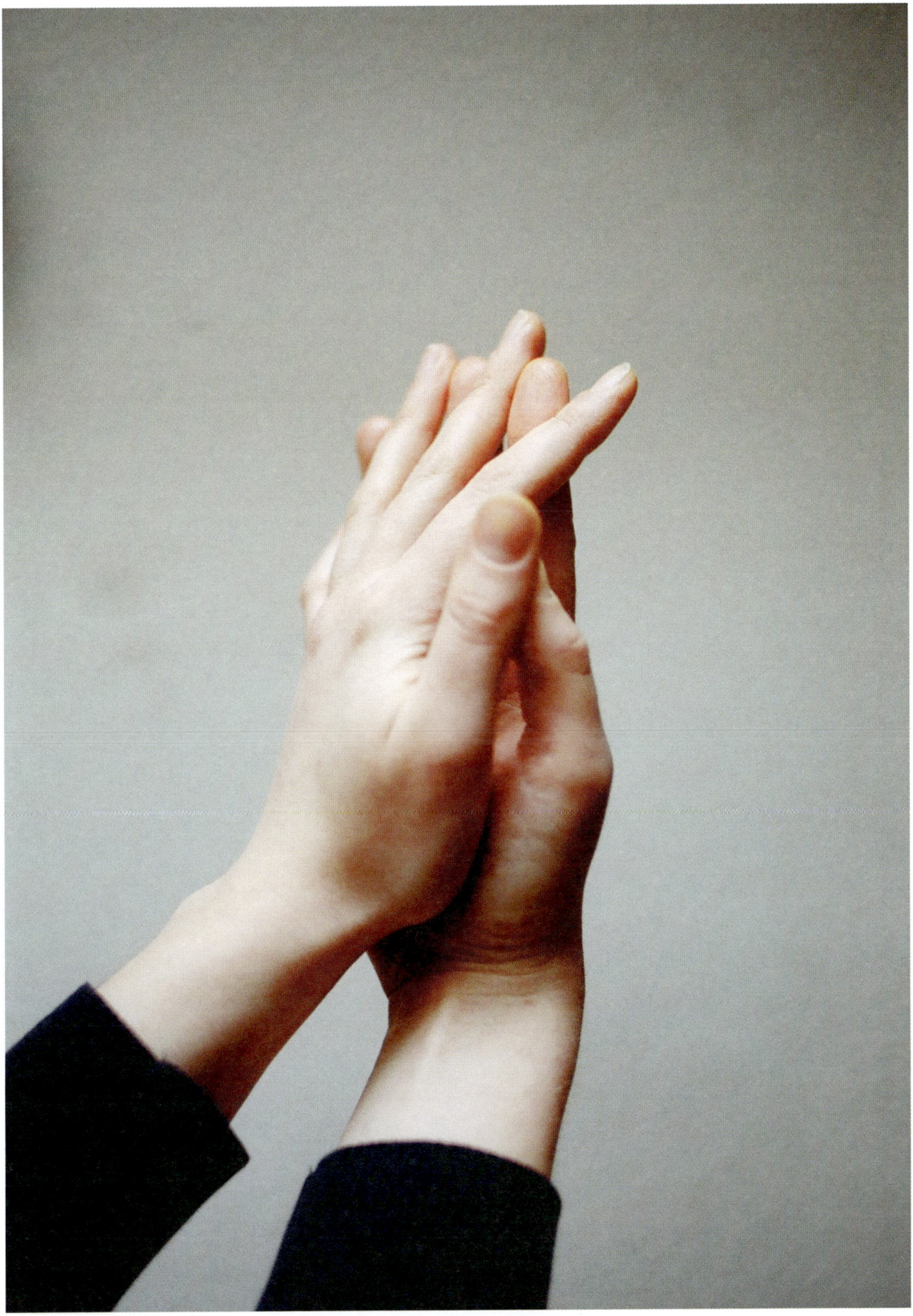

Crème à raser

Les huiles sont une excellente alternative aux mousses et aux crèmes à raser, et le beurre de karité peut être utilisé comme une lotion après-rasage. Quant à l'huile de coco, elle calme le feu du rasoir et apaise les peaux irritées.

Instructions

Pour faire votre crème à raser, mélangez 1 ½ c. à s. d'huile de coco, 2 c. à s. de beurre de karité et 1 c. à s. d'huile d'olive. Fouettez pendant quelques minutes jusqu'à ce que le mélange soit aérien. Et voilà, il est prêt à l'emploi !

Du sommeil !

Pour être en forme et détendu, nous devons dormir entre 7 à 9 heures par nuit. C'est pendant les phases de sommeil profond que le corps sécrète la plus grande quantité d'hormone de croissance. Celle-ci agit sur la réparation des cellules et des tissus. Le collagène, une protéine grâce à laquelle la peau est belle et élastique, est également produit pendant notre sommeil.

Durant la nuit, le foie opère sa propre détox – un manque de sommeil affectera donc cette fonction hépatique essentielle. Des études montrent également qu'une nuit trop courte a un impact considérable sur le système immunitaire, la santé mentale et l'équilibre hormonal. Le sommeil est donc le garant de notre vitalité.

LES ALIMENTS PARTENAIRES DE VOTRE BEAUTÉ

Les agrumes et les fruits riches en vitamine C

La vitamine C est nécessaire à la production de collagène, la protéine qui renforce la structure de la peau.

Les légumes verts et colorés

Les légumes colorés, orange et rouges, sont généralement bourrés de bêtacarotène. L'organisme convertit ce dernier en vitamine A, ce qui ralentit l'oxydation cellulaire et le vieillissement prématuré. Les épinards, la roquette et autres légumes à feuilles vertes sont eux aussi très riches en vitamine A.

Les noix

Les noix – en particulier les amandes – regorgent d'antioxydants bénéfiques pour la peau. Elles sont riches en vitamine E, qui lutte contre les radicaux libres.

Les probiotiques

Les probiotiques ont un rôle bénéfique sur l'intestin. La recherche a également prouvé qu'ils peuvent améliorer certains problèmes dermatologiques, comme la sécheresse cutanée et les irritations. Ils favorisent la production de collagène et stabilisent la microflore présente à la surface de la peau. L'eczéma, par exemple, est plus qu'un simple problème de peau, il est le symptôme d'un déséquilibre du système immunitaire.

« Il y a environ 100 milliards de micro-organismes – bactéries, champignons, levures – qui vivent sur et dans notre corps. Dans l'organisme, le nombre de cellules d'origine bactérienne est environ dix fois supérieur à celui des cellules humaines. Même après une douche, il y a encore 1 million de bactéries qui vivent sur chaque centimètre carré de votre peau. En d'autres termes, les bactéries à la surface de notre corps ont une relation symbiotique avec notre métabolisme. »

Dr Mercola

Donc, une flore intestinale équilibrée, c'est la garantie d'une peau saine et éclatante.

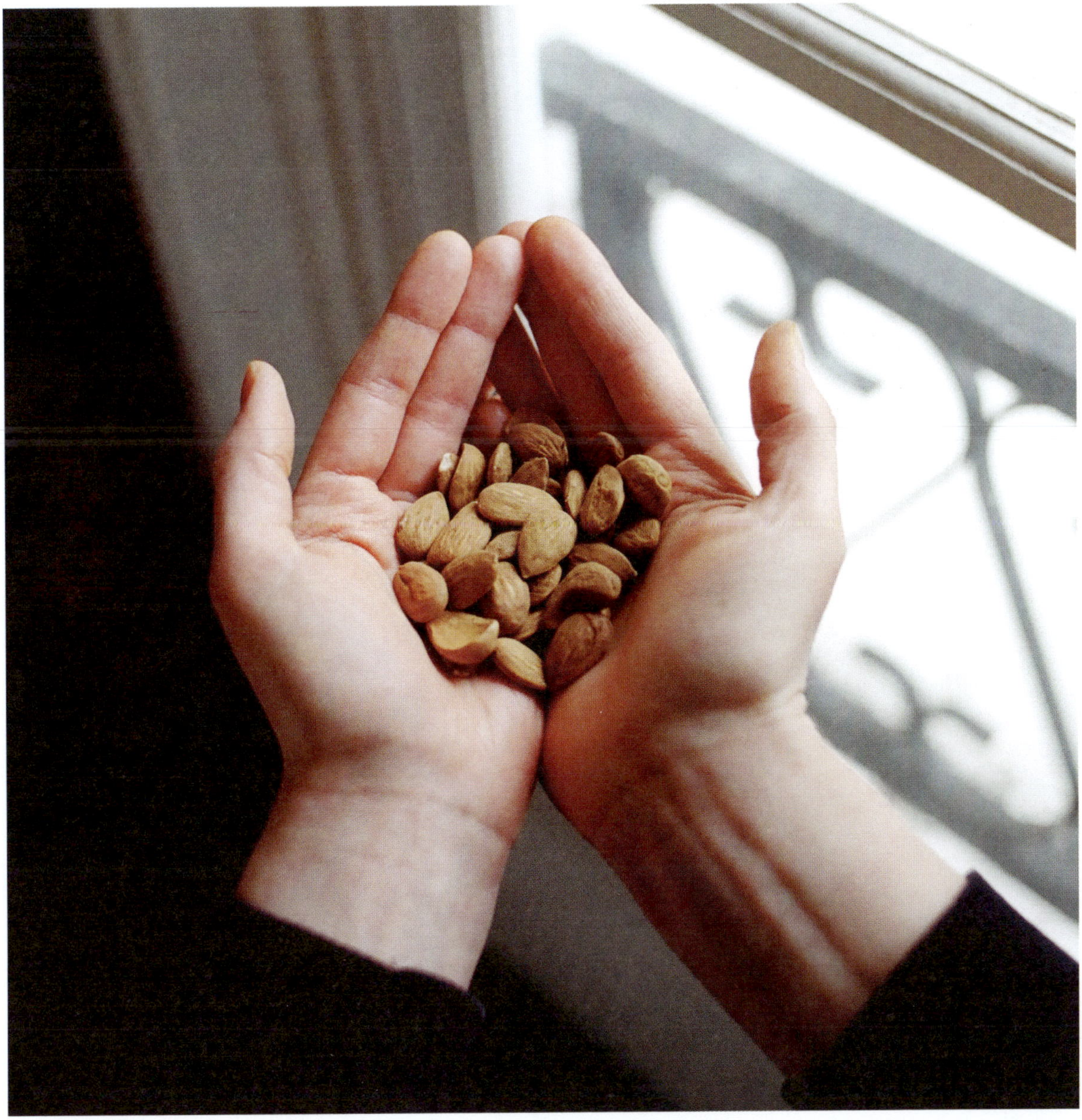

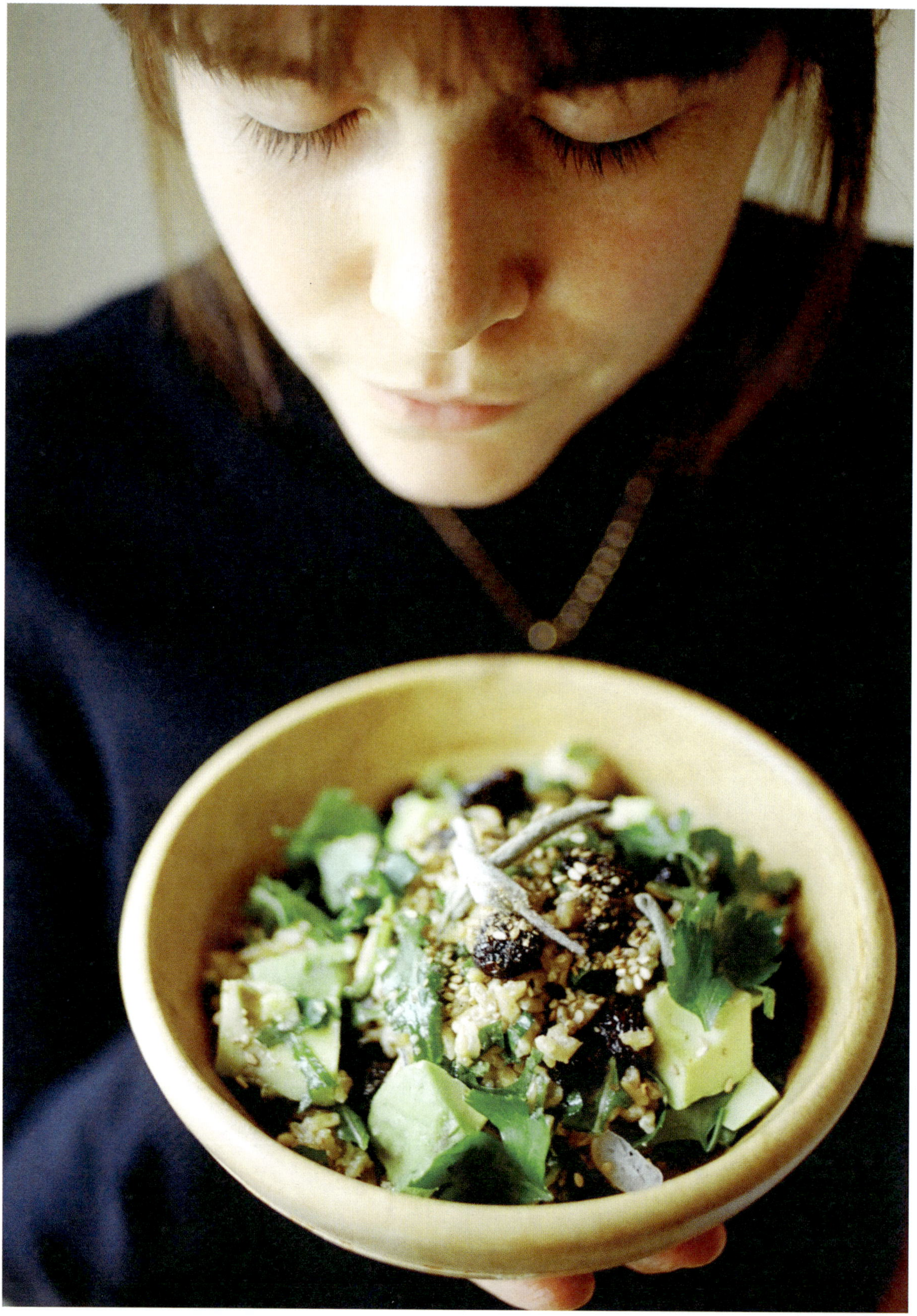

L'INTESTIN, NOTRE DEUXIÈME CERVEAU

Je tenais à inclure cette section dans mon livre, car aujourd'hui, pour beaucoup, « être en bonne santé » signifie souvent manger correctement. Il est tout aussi important d'apprécier la vie, tout simplement, dans ce qu'elle a de simple et de beau. Une approche uniquement nutritionnelle entraîne, paradoxalement, beaucoup de stress chez les personnes qui cherchent à bien s'alimenter, et il serait temps de mettre un terme à cela. Je ne fais la promotion d'aucune religion, d'aucun régime. Je crois simplement au bon sens et à l'optimisme.

Par exemple, le mot « régime » est un mot fort. Si vous me demandez quel régime je suis, je dirai que je mange ce que j'aime, au moment où j'en ai envie. Si je devais utiliser un mot pour décrire ma routine, je dirais que je suis un régime « qualitatif » – des aliments frais, bio, de saison, colorés et de qualité, préparés avec soin. J'adore essayer de nouveaux plats, ou ceux qui sont faits maison, par un être cher. J'aime manger du poisson quand je suis à Barcelone dans ma famille espagnole, et j'aime le ragoût de lentilles de ma mère, en Suède, lors d'une froide journée d'hiver.

Si je mange trop de pain, je sens que je perds mon énergie ; si je ne mange pas assez de légumes, je suis fatiguée. Je connais mon corps et ce qui est bon pour lui.

LE SYSTÈME DIGESTIF

L'intérieur du système digestif, connu sous le nom de système nerveux entérique, est notre deuxième cerveau. Les parois du tube digestif sont tapissées de cellules neuronales, sur environ 9 mètres, de l'œsophage à l'anus. Ce deuxième cerveau contient environ 100 millions de neurones – plus que dans la moelle épinière ou le système nerveux périphérique. L'un des neurones présents dans l'intestin produit des neurotransmetteurs comme la sérotonine, que l'on trouve également dans le cerveau. La sérotonine est un régulateur de l'humeur, elle joue un rôle dans la dépression et l'agressivité. Et en réalité, la plus grande concentration de sérotonine se trouve dans les intestins et non dans le cerveau.

Nous connaissons tous cette sensation de papillons dans l'estomac : il s'agit d'une réponse physiologique à un stress psychologique. Il est donc probable que le système nerveux au niveau de l'intestin ait une grande influence sur nos émotions.

Le stress et les émotions peuvent avoir des conséquences sur notre système gastro-intestinal, parce que le cerveau envoie des signaux à notre intestin. Selon une étude publiée dans la revue médicale *Gastroenterology,* ces signaux se déplacent également dans le sens inverse, c'est-à-dire de l'intestin vers le cerveau.

Environ 80 % du système immunitaire est situé dans le tube digestif. Il est donc très important de nourrir et stimuler l'intestin avec des bactéries saines tels les probiotiques présents dans les yaourts et les aliments fermentés.

On dit souvent que nous sommes ce que nous mangeons – en d'autres termes, on pourrait dire que ce que nous mangeons affecte notre humeur, et la façon dont nous nous sentons affecte notre appétit : tout est une question de synergie. De nombreux additifs, conservateurs et colorants alimentaires entraînent des changements de comportement comme, par exemple, le sucre. De nombreuses études ont prouvé qu'il existe des liens entre les régimes alimentaires à forte teneur en sucre et des problèmes de santé mentale comme la dépression et la schizophrénie.

Il ne fait donc aucun doute que l'esprit et l'intestin ont un grand impact l'un sur l'autre.

MÉDITATION & PLEINE CONSCIENCE

Acquérir un esprit sain, être capable de sentir dans son corps ce que l'on est et en être conscient exige un peu d'entraînement. Mais sachez que le retour sur investissement est tout simplement spectaculaire.

Être conscient du moment présent, en pleine conscience

La pratique de la méditation est associée à un sentiment de paix et de relaxation physique, mais les études montrent également qu'elle procure des bénéfices cognitifs et psychologiques. La méditation modèle votre cerveau. Les gens qui pratiquent la méditation, le yoga ou la pleine conscience sont généralement plus heureux et moins stressés.

Lorsque vous vous déconnectez du monde et que vous écoutez votre respiration, il se produit quelque chose de très profond. La respiration est l'énergie de la vie. Quand vous vous concentrez uniquement sur le son et le flux de la respiration, non seulement vous vous détendez, mais vous laissez également circuler votre énergie et grandir votre esprit.

Comment je suis devenue accro au yoga et à la méditation

J'ai toujours aimé le sport : danse, boxe, course à pied… En 2009, j'ai fait un long voyage en Australie et en Nouvelle-Zélande, où j'ai rencontré des personnes qui pratiquaient le yoga. J'ai donc décidé, en rentrant, de m'y mettre aussi.

Je me souviens très bien de mon premier cours. Je me sentais agitée, raide – même si j'étais déjà souple, grâce à la danse – et toute cette ambiance zen, m'agaçait carrément. Après 90 minutes de pratique *vinyasa,* il était temps de passer à la *shavasana* – la méditation. Le professeur nous a guidés, et je me souviens d'un état très profond de relaxation, que je n'avais jamais connu auparavant. Tout était calme, magnifique. L'agitation avait totalement disparu.

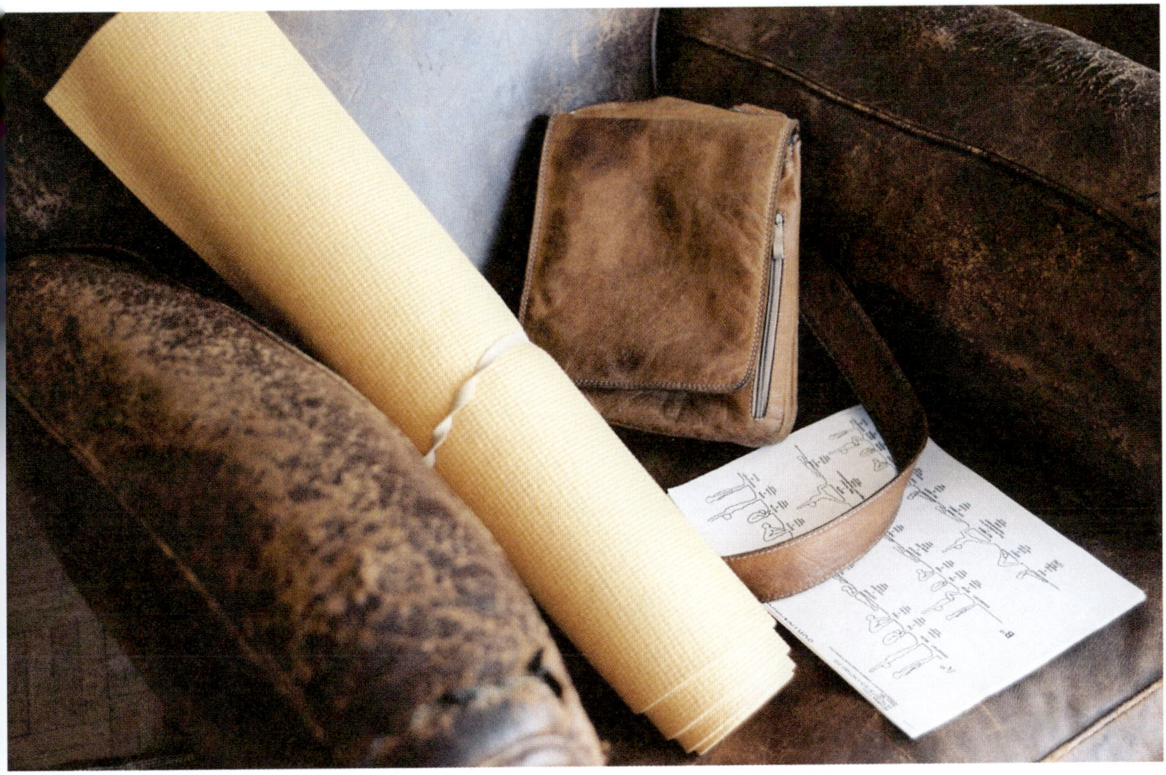

C'est cette séance de méditation qui m'a poussée à revenir dans ce cours de yoga. Les premières fois, j'ai trouvé le temps long, pendant les 80 minutes d'*asanas* (les postures) jusqu'à cette phase de méditation. Après quelques séances, j'étais totalement accro. À tout. Postures et méditation.

Aujourd'hui, je fais toujours du yoga et de la méditation très régulièrement, et je sens vraiment la différence dès que je ne pratique pas suffisamment.

Nourrir l'esprit

Pour conclure, je voudrais souligner à quel point il est important de « nourrir son esprit » avec une pratique méditative, d'être en pleine conscience et psychiquement équilibré. Je suis convaincue que c'est aussi important pour votre santé que de nourrir vos cellules grâce à votre alimentation. Il est trop facile de laisser l'esprit tout contrôler, de ruminer sur le passé ou de s'inquiéter de l'avenir. À cause de cela, nous finissons par ne jamais profiter du moment présent et nous passons à côté d'une grande partie de la vie.

«Il n'y a que deux jours dans l'année où l'on ne peut rien faire. Le premier s'appelle hier et l'autre s'appelle demain, alors c'est aujourd'hui le bon jour pour aimer, croire, faire et surtout vivre. »

LE DALAÏ-LAMA

Vous connaissez cette sensation d'être amoureux ? Voilà ce que vous devriez toujours ressentir, vis-à-vis de vous-même et de la vie.

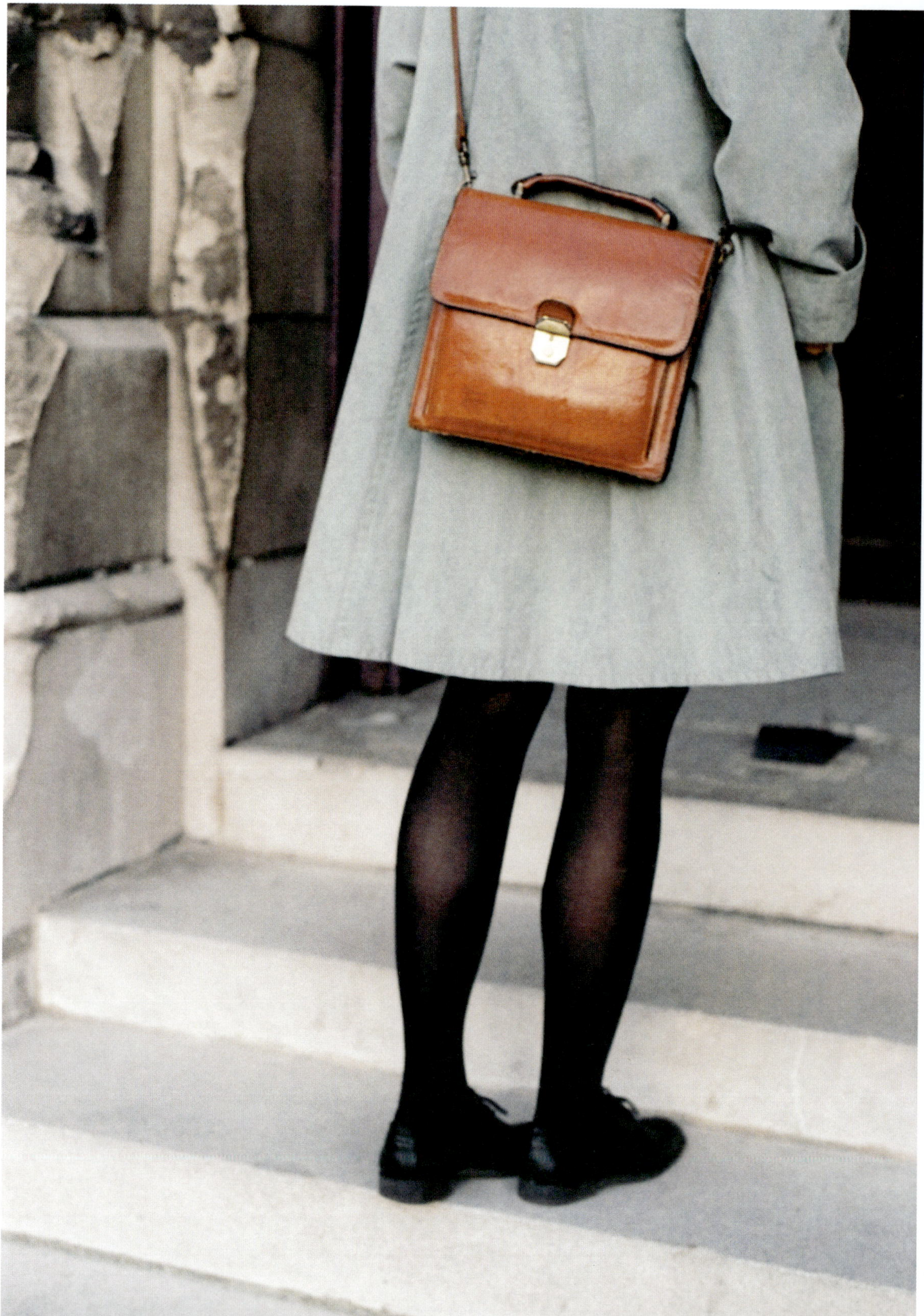

NOTES DE CUISINE

Voici quelques notes sur certains ingrédients que j'aime utiliser, plus quelques conseils sur le matériel de cuisine et les conversions de température.

Ingrédients

Le cacao en poudre Le cacao en poudre que j'utilise est cru, car, sous cette forme, ses vertus nutritionnelles sont intactes. Cependant, s'il doit être cuit, du cacao ordinaire bio fera très bien l'affaire.

La spiruline en poudre J'utilise toujours de la spiruline bio.

La farine d'amande Si vous ne trouvez pas de farine d'amande en magasin bio, utilisez des amandes entières et mixez-les jusqu'à obtention d'une poudre fine. J'utilise de la farine d'amande dans une grande partie des recettes de ce livre. Donc, si vous parvenez à vous en procurer, elle ne se perdra jamais !

Pulpe de fruits Si vous possédez un extracteur de jus et que vous faites vos propres jus, n'oubliez pas que toute la pulpe qui reste dans le bac à déchets – en particulier pour les jus de carotte, de pomme ou de betterave – peut être incorporée à vos pains, gâteaux et autres pâtes. Pensez aussi à en faire des hamburgers végétariens : c'est délicieux !

Équipement

KitchenAid®/blender Si vous n'en avez pas déjà un, cela vaut vraiment la peine d'investir dans un bon robot culinaire. Si vous pouvez vous le permettre, ne lésinez pas et prenez ce qui se fait de mieux – votre achat sera vite amorti.

Mandoline Pour les recettes qui nécessitent que les légumes soient très finement tranchés ou hachés, je vous recommande d'utiliser une mandoline. Si vous n'en avez pas, utilisez une râpe ou un couteau bien aiguisé.

Sac à lait végétal Il s'agit d'un sac en tissu résistant, dont on se sert pour exprimer le lait des graines, noix et végétaux, mais qui peut aussi filtrer les jus et les confitures. Les sacs à lait végétal sont facilement disponibles sur Internet.

Conversions

Température du four Les températures données dans ce livre sont indiquées pour tout type de four conventionnel. Pour un four à chaleur tournante, réduisez la température de 20 °C.

INDEX

REMERCIEMENTS

Un grand merci à ma famille et à mes amis, pour leur soutien durant cette aventure, et en particulier :

Anne, Karine et toute l'équipe des éditions Leduc.s
Tessa, Jane, Katie, Nick, et toute l'équipe d'Eddison Books
Sati Faulks
Nina Kettiger
Christiana Söderberg
Victor Bessiere
Julien Pham
Julia Balcells
Linda Granebring
Fleur Wackett
Alba Pagan

Édition anglaise : Eddison Books Limited

Consultant créatif : Nick Eddison
Responsable d'édition : Tessa Monina
Éditrice : Katie Golsby
Direction artistique : Jane McKenna (www.fogdog.co.uk)
Correction : Jane McKenna
Index : Marie Lorimer
Production : Sarah Rooney

Merci à Karine Bailly, des éditions Leduc.s.
Toutes les illustrations sont de Lina Bou.

Édition française : Éditions Leduc.s

Directrice d'ouvrage : Anne Dufour
Traduction française : Denis Ivanov et Emmanuelle Pavan
Adaptation française de la maquette et correction : Céline de Quéral